ulmer

Claudia Ritter

HEILPFLANZENKRAFT GEGEN VIREN

Natürlich vorbeugen,
Infekte behandeln,
Abwehrkräfte stärken

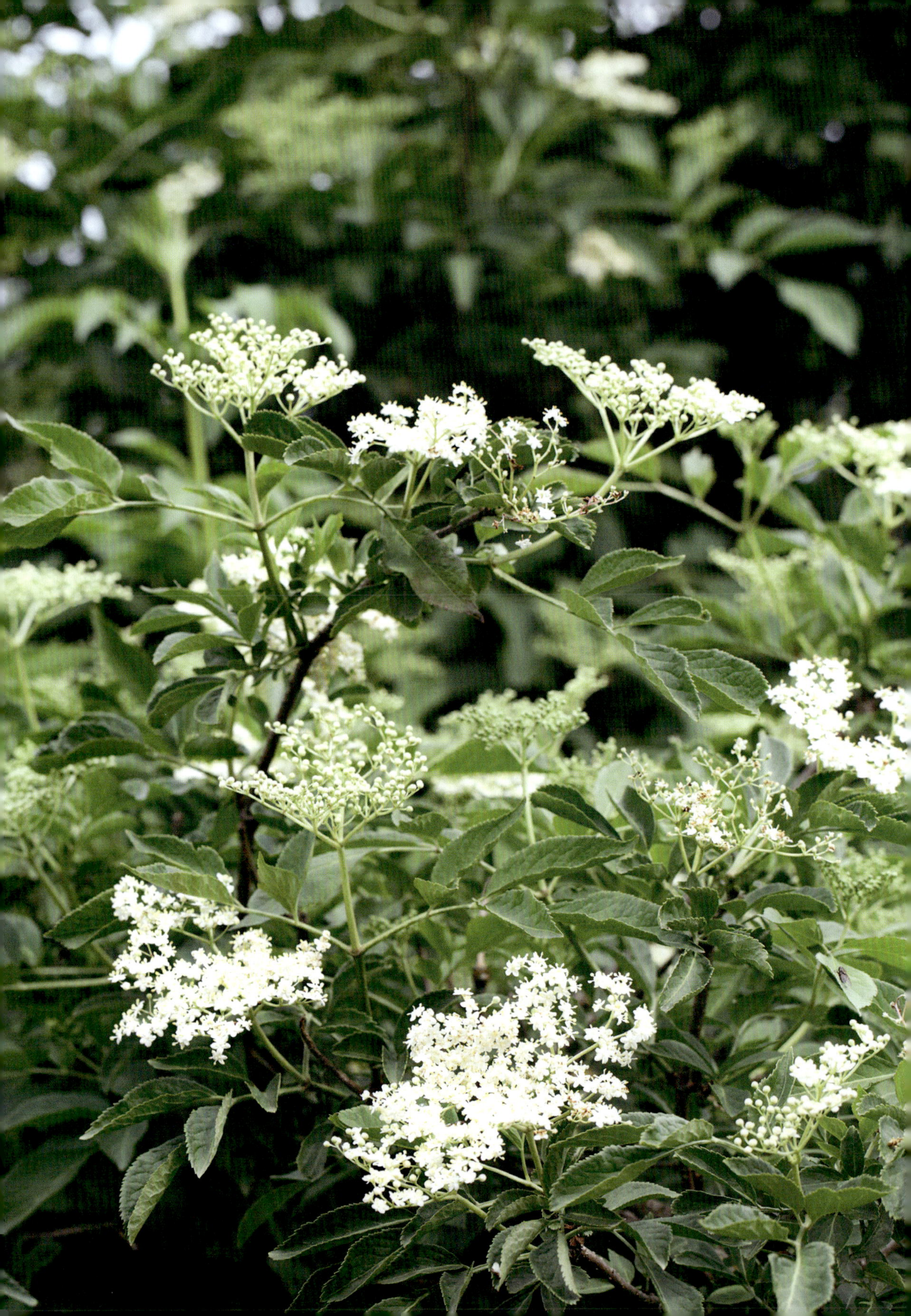

INHALT

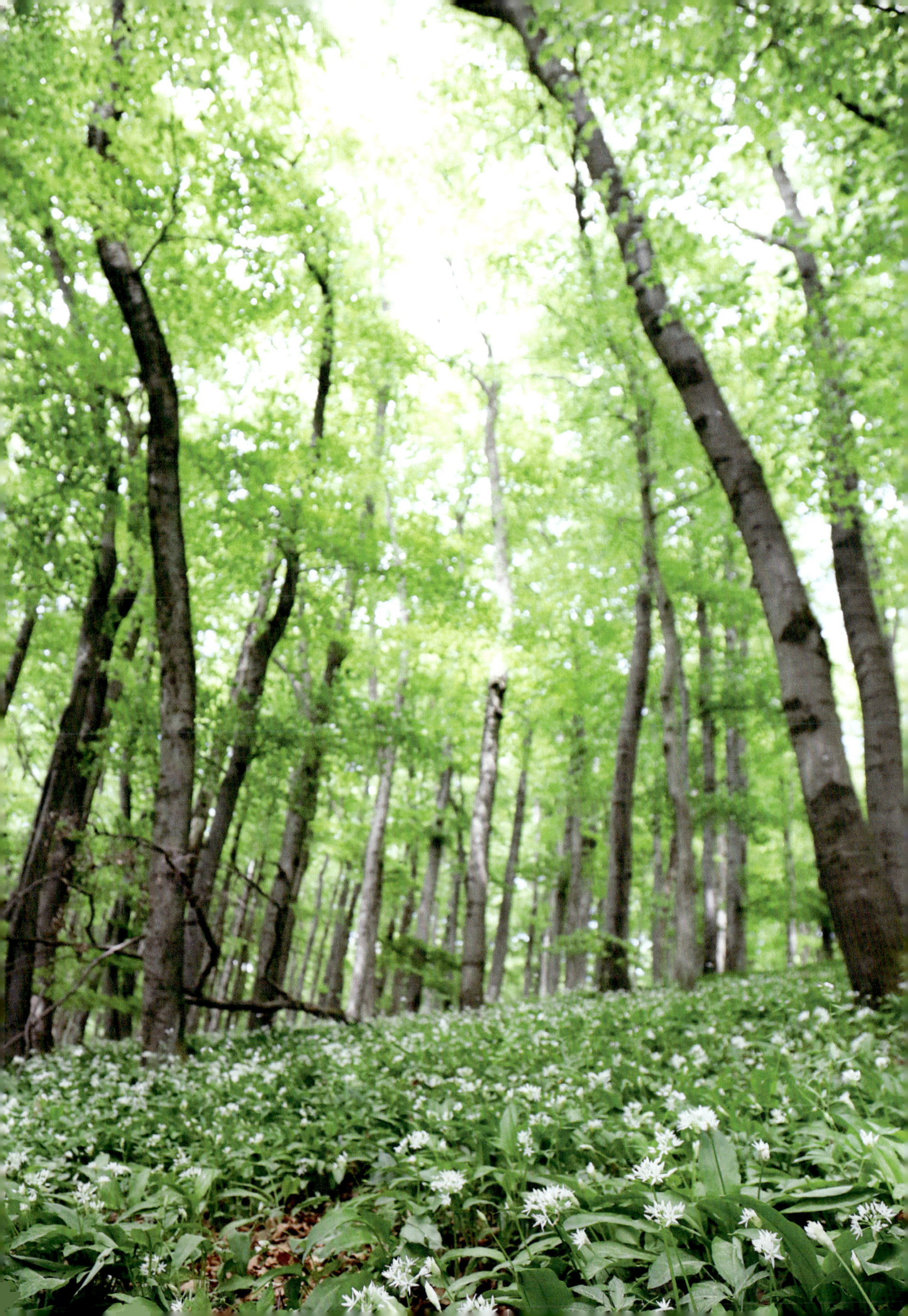

STARKE PFLANZEN gegen trickreiche Viren

Liebe Leserinnen und Leser,

in Zeiten, in denen ein Virus die ganze Welt in Atem hält, lag es nahe, nach Pflanzen Ausschau zu halten, die gegen ansteckende Viren wirksam sind. Tatsächlich gibt es eine Reihe pflanzlicher Helfer mit antiviraler Wirkung. Knoblauch, Zwiebel, Ingwer oder Meerrettich haben Sie vermutlich im Küchenschrank. Einige dieser natürlichen „Virenkiller" wachsen gleich hinter der nächsten Scheune, andere südlich der Alpen oder noch weiter weg.
Eine ganze Reihe wirksamer Inhaltsstoffe von Pflanzen besitzen das Potenzial, die Abwehrzellen des Immunsystems zu stimulieren, haben direkte antivirale Effekte oder hemmen die Vermehrung von Viren. Obendrein besteht bei ihnen nicht die Gefahr der Resistenzbildung und richtig angewandt sind so gut wie keine Nebenwirkungen zu befürchten.

In diesem praktischen Ratgeber erfahren Sie, wie Sie sich und Ihre Familie in Zeiten vermehrt auftretender viraler Erkrankungen mit Pflanzen-Zubereitungen schützen und behandeln können. Zudem erhalten Sie ein Basiswissen über Viren und die durch diese ausgelösten Erkrankungen.

Ich wünsche Ihnen viel Erfolg beim Anwenden der Pflanzen-Zubereitungen.

Claudia Ritter

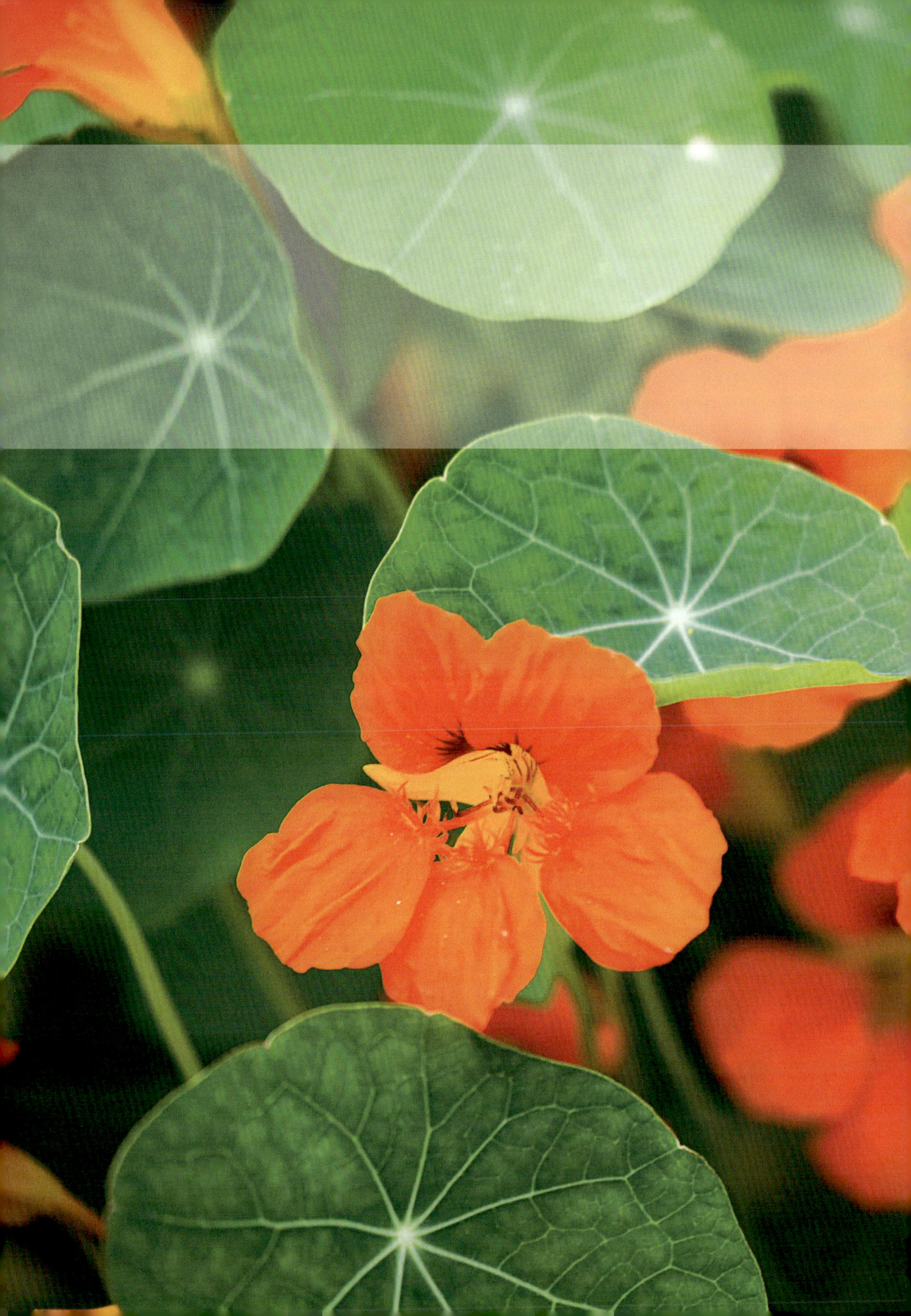

VIREN
und Viruserkrankungen

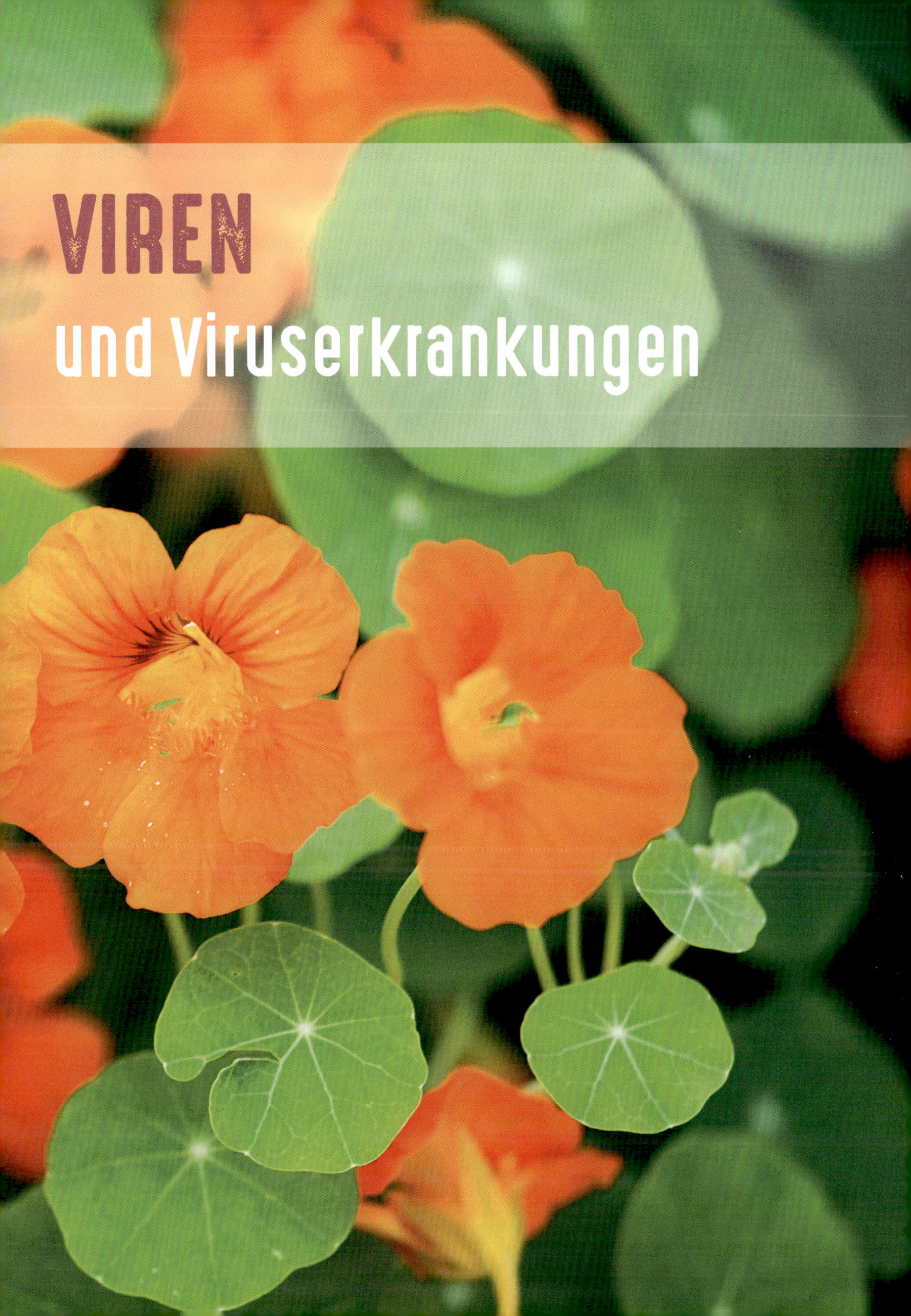

LEBLOSE „Grenzgänger"

Viren (lat. *virus* = Gift) gab es lange vor unserer Zeit und vermutlich wird es sie noch lange nach uns geben. Sie haben keinen eigenen Stoffwechsel, sie können sich ohne Wirtszellen nicht vermehren, geschweige denn fortbewegen. Möglicherweise sind sie eine Vorform von Leben, nach gängiger Definition sind sie allerdings keine Lebewesen. Jedoch können sie mutieren – und damit erfüllen sie zumindest einen Punkt der Voraussetzungen für lebende Organismen. Wir haben es also mit „Grenzgängern" zu tun, die außerhalb der Zelle das Hilfloseste sind, was es in der Natur gibt. Gelangen sie allerdings in die Zelle, können sie für uns gefährlich werden und normale Zellfunktionen durcheinanderbringen. Andererseits sind längst nicht alle Viren schädlich, denn in der Evolution des Menschen haben sie uns geholfen. Vermutlich stammt sogar ein Großteil unserer DNA von Viren ab.

Winzig kleine Partikel

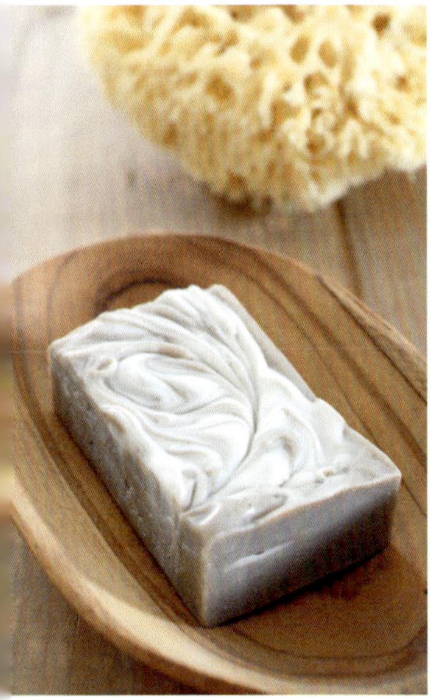

Gründliches Händewaschen mit Seife beseitigt die meisten Viren und Bakterien.

Ihre Größe schwankt zwischen 22 und 300 nm (1 Nanometer = 1 Milliardstel Meter), sodass sie unter einem gewöhnlichen Lichtmikroskop nicht sichtbar sind, sondern nur durch Elektronenmikroskopie. Ihr Aufbau ist relativ einfach. Sie bestehen aus einem oder mehreren Molekülen – entweder DNA (Desoxyribonukleinsäure) oder RNA (Ribonukleinsäure) – und sind mit einer schützenden Eiweißhülle (dem Kapsid) umgeben. Die Moleküle tragen das Erbgut mit den zur Vervielfältigung benötigten Informationen. Einige Viren sind zusätzlich ummantelt (mit einer äußeren Fett- oder Lipidhülle sowie dort eingelagerten Membranproteinen), daher gibt es die Klassifikation in unbehüllte und behüllte Viren. Behüllte Viren wie beispielsweise Coronaviren sind gegenüber Desinfektions- und Reinigungsmitteln empfindlicher als unbehüllte Viren, denn die fettreiche Umhüllung lässt sich mit Seife und Desinfektionsmitteln relativ leicht zerstören.

Der Weg der Viren in den Körper

Nach Minuten, Stunden, Tagen oder Jahren im Straßenstaub, auf der Türklinke, in der Nahrung, im Wasser oder in der Luft kommt das Virus schließlich irgendwann mit Schleimhäuten oder Blut in Kontakt. Eintrittspforten sind die Mund- und Nasenschleimhaut, die Augenbindehaut, die Genitalschleimhäute oder Verletzungen der Haut. In Zeiten der Globalisierung geschieht die Verbreitung von Viren schneller denn je. Sogenannte Zweit- oder Sekundärinfektionen mit Bakterien können vor allem bei einem schwachen Immunsystem noch hinzukommen. Dann sind unter Umständen konventionelle Antibiotika sinnvoll, die jedoch gegen Viren nichts ausrichten können.

Es gibt mehrere Übertragungswege. Die Übertragung durch Tröpfchen ist recht häufig. Durch Husten, Niesen oder eine feuchte Aussprache verteilen sich die Viren in der Luft und werden so von anderen Menschen aufgenommen. Kälte führt dazu, dass die Schleimhäute schlechter durchblutet und trockener werden; zudem ist in geschlossenen und ungelüfteten Räumen die Anzahl der Viren viel höher als draußen.

Bei Schmier- und Kontaktinfektionen findet die Übertragung über Speichel, Stuhl, Urin, Oberflächen wie Türklinken, Klobrillen, Armaturen, verunreinigte Lebensmittel oder über die Hände statt. Vor allem Durchfallerreger wie Noro- oder Rotaviren, Adenoviren oder einige der recht häufig vorkommenden Herpes-Viren werden auf diesem Weg übertragen. Die Infektion mit Hepatitis-Erregern erfolgt über Blut, Speichel, sexuelle Kontakte oder verunreinigte Lebensmittel.

Zudem können über den Biss oder Stich von infizierten Tieren Viren weitergegeben werden. Richtig gefährlich sind Viren, die das Nervensystem befallen und Entzündungen der Hirnhäute (Meningitis) oder des Gehirns (Enzephalitis) hervorrufen. Das Tollwutvirus oder das FSME-Virus sind Beispiele, die solche Erkrankungen auslösen können.

Wie können Viren Krankheiten auslösen?

Um sich zu vermehren, benötigen Viren Wirtszellen. Pflanzen, Tiere, Bakterien, Pilze sowie Menschen kommen als Wirt infrage. Außerhalb einer Wirtszelle ist ein Virus nur begrenzt überlebensfähig. Einige überleben wenige Stunden, andere sogar Jahre. Wie viele Virusarten es gibt, weiß niemand genau. Den Forschern sind mittlerweile mehrere Zehntausend Arten bekannt, aber vermutlich gibt es noch viel mehr. Die Zahl aller Viren auf der Erde ist unüberschaubar groß, denn in wenigen Millilitern Blut wurden schon Milliarden Viruspartikel gemessen.

Dockt ein Virus an die Zellwand der Wirtszelle an, erwacht quasi das Virus. Denn es heftet sich fest an die Zelle und startet sein Vervielfältigungsprogramm, indem es seine DNA oder RNA ins Innere der Zelle spritzt. Nun zwingt jene die Wirtszelle, neue Viruspartikel herzustellen und zusammenzubauen und somit Virus-Kopien herzustellen. Die Zelle überlebt die Viruslast nicht, platzt oder stirbt ab. Wie bei einer Produktion am Fließband werden nun Tausende von Viren freigesetzt, die sich sofort auf die Suche nach neuen Wirtszellen machen. Viren vermehren sich also nicht wie andere Zellen oder Bakterien durch Teilung, sondern sie replizieren sich in lebenden Zellen eines Wirts.

Verwirrspiel der Begriffe

Antiviral, viruzid, virostatisch, virushemmend, antimikrobiell, antibakteriell ... In der medizinischen Literatur werden all diese Begriffe verwendet, teils jedoch unterschiedlich ausgelegt. Um eine begriffliche Klarheit zu verschaffen, haben wir uns auf folgende Definitionen festgelegt:

- antiviral, viruzid, virostatisch, virushemmend (gegen Viren gerichtet)
- antimikrobiell (gegen Mikroorganismen gerichtet, also gegen Bakterien, Pilze, Protozoen und Viren) (wenngleich letztere strenggenommen nicht zu den Lebewesen zählen)
- antibakteriell (gegen Bakterien gerichtet)

Häufige Viren und Viruserkrankungen

Basierend auf ihrer äußeren Gestalt (Vorhandensein oder Nichtvorhandensein einer äußeren Membranhülle, Größe), des Aufbaus (Einzel- oder Doppelstrang) oder der Art der Nukleinsäure (RNA, DNA) werden Viren systematisch erfasst. Die folgende Liste ist längst nicht vollständig, fasst aber die wichtigsten Erreger zusammen. Viren kommen also sehr vielfältig vor und die von ihnen ausgelösten Krankheiten reichen von ungefährlich bis tödlich. Wenden Sie sich bei Verdacht auf eine Virusinfektion mit schwerem Verlauf an einen Arzt.

DNA-Viren mit Hülle

Zu dieser Gruppe gehört die große Familie der nachfolgend unter anderem beschriebenen Herpes-Viren.

Herpes-Viren

Von mehr als 100 Herpes-Viren sind acht für den Menschen relevant. Nach einer Erstinfektion verweilen sie ein Leben lang in spezifischen Wirtszellen in Latenz. In diesem Stadium werden keine Viruspartikel produziert und das Virus wird nur schlecht oder gar nicht vom Immunsystem erkannt. Erst bei einem schwachen Immunsystem werden Herpes-Viren reaktiviert. Eine Reaktivierung muss nicht zwingend mit auffälligen Symptomen ablaufen. Jedoch scheiden diese Menschen die Viren aus und sind folglich Überträger. Herpes-Viren können nicht lange außerhalb der Zelle überleben und werden in der Regel über eine Schmierinfektion übertragen.

Medikamente zur Behandlung von Herpes-Viren sind unter anderem Aciclovir, Cidofovir, Fomivirsen, Penciclovir, Valaciclovir, die jedoch alle Nebenwirkungen haben. Einen Impfstoff für Herpes-Viren gibt es derzeit nur für Varizellen (Windpocken).

Die wichtigsten Herpes-Erreger sind **Herpes-simplex-Viren** Typ 1 (HSV-1) und Typ 2 (HSV-2). HSV-1 löst juckende und schmerzhafte Bläschen meist im Bereich von Haut und Schleimhaut der Lippen aus und wird vorwiegend über Speichel übertragen. HSV-2 ist die häufigste Ursache für Genitalherpes und wird überwiegend durch sexuelle Kontakte weitergegeben. In den nachfolgenden Kapiteln zu Engelwurz (Seite 36), Ingwer (Seite 49), Knoblauch (Seite 58), Kurkuma (Seite 63), Melisse (Seite 73), Pfefferminze (Seite 82), Sonnenhut (Seite 93), Spitzwegerich (Seite 98), Süßholz (Seite 103) und Thymian (Seite 107) erfahren Sie mehr zur naturheilkundlichen Unterstützung bei diesen Infektionen.

Die Ringelblume kann die Behandlung gegen Herpes-Viren unterstützen.

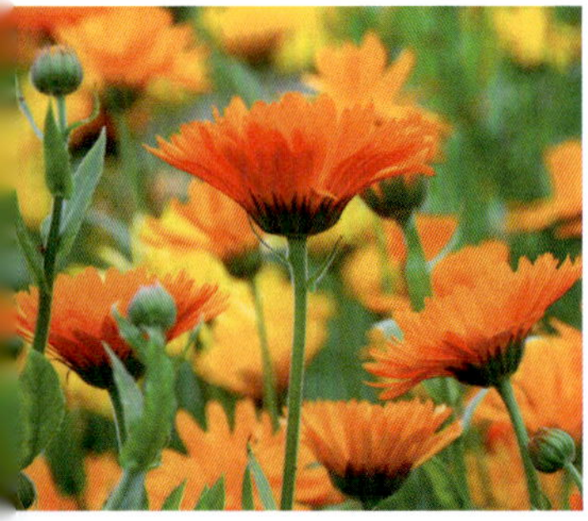

Das **Varizella-zoster-Virus (VZV)** kann sowohl Windpocken (Varizellen) als auch Gürtelrose (Herpes zoster) auslösen. Die Viren verursachen bei Erstkontakt im Kindesalter die Windpocken. Die juckenden Bläschen auf der Haut heilen meist gut ab. Bei Neugeborenen, Schwangeren und Menschen mit einem geschwächten Immunsystem kann der Krankheitsverlauf jedoch schwer sein. Bei Reaktivierung in späteren Zeiten können Varizellen eine Gürtelrose auslösen. Ein brennender Nervenschmerz und ein bläschenartiger Ausschlag rund um den Rumpf oder am Kopf sind kennzeichnende Symptome der Gürtelrose. Vitamin-B-Präparate und Magnesium (bei Gürtelrose) sowie Pflanzen-Zubereitungen aus Engelwurz (Seite 36), Holunder (Seite 44), Melisse (Seite 73), Olivenblatt (Seite 78) und Ringelblume (Seite 88) können die Behandlung gegen VZV unterstützen.

Das **Epstein-Barr-Virus** (EBV) ist eines der weitestverbreiteten Viren der Welt. EBV ist Auslöser des Pfeifferschen Drüsenfiebers, auch Mononukleose genannt. EBV wird häufig über den Speichel übertragen, seltener über Blut oder sexuelle Kontakte. Bei eingeschränktem Immunsystem können Menschen schwer an verschiedenen Organen, bis hin zu Krebs, erkranken. In diesem Buch finden Sie Hinweise zur Begleittherapie in den Kapiteln Holunder (Seite 44), Ingwer (Seite 49) und Ringelblume (Seite 88).

Das **Cytomegalie-Virus** (CMV, HVV-5) verläuft bei Erstinfektion in der Regel harmlos, kann jedoch bei ungeborenen Kindern und immunsupprimierten Menschen, beispielsweise bei Transplantationspatienten, schwere Komplikationen mit Organschäden hervorrufen. Der stark riechende Knoblauch (Seite 58) ist ein pflanzlicher Allrounder mit einem gewissen Heilpotenzial gegen das Virus.

Die **Humanen Herpes-Viren** 6 und 7 (HHV-6 und HHV-7) tragen rund 85 % aller Erwachsenen in sich. HHV-6 löst bei Säuglingen und Kleinkindern das oft harmlos verlaufende Dreitagefieber aus, HHV-7 verläuft ähnlich wie HHV-6, meist komplikationslos, gelegentlich symptomlos. Bei kleinen Kindern können Sie zur Fiebersenkung Wadenwickel mit Pfefferminz-Zusatz (Seite 87) anwenden.

Das **Kaposi-Sarkom-assoziierte Herpes-Virus** (KSHV, HHV-8) spielt in Europa eine unbedeutende Rolle, während es in Afrika häufig auftritt.

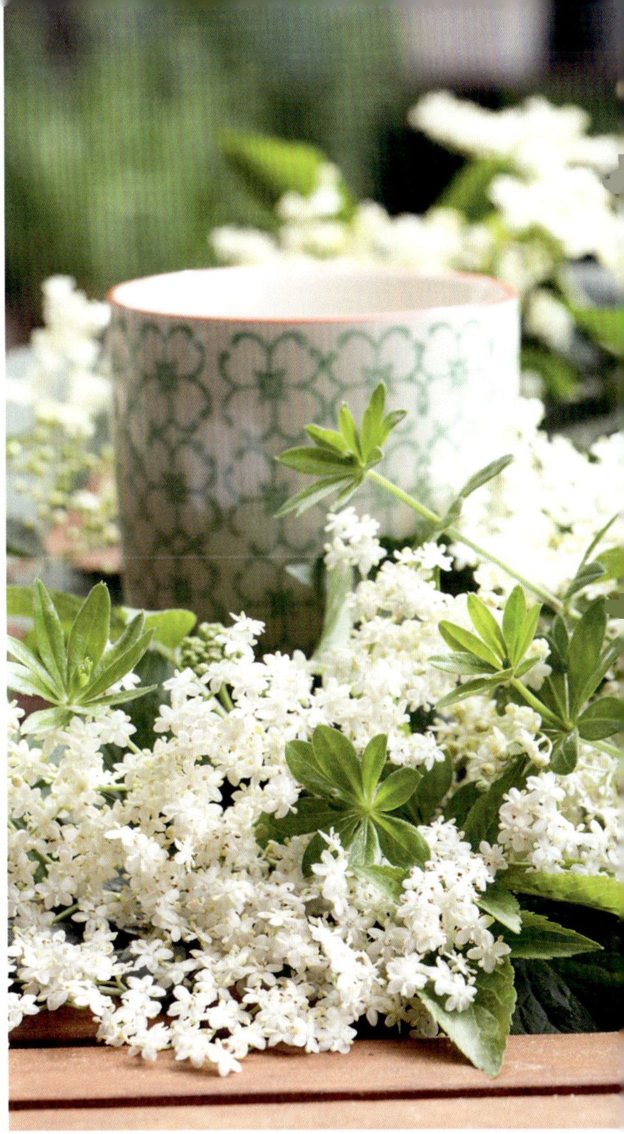

Holunderblütentee hilft bei Fieber – und schmeckt außerdem lecker.

Hepatitis-B-Viren

Hepatitis-B-Viren führen zu Leberentzündungen. Erschöpfung, leichtes Fieber, Appetitmangel und Gelbsucht sind Anzeichen der Erkrankung. Nach Angaben der Weltgesundheitsorganisation WHO haben etwa 2 Milliarden Menschen eine Infektion durchgemacht oder durchlaufen sie noch. Weltweit ist die Verteilung jedoch recht unterschiedlich: Südostasien, China, Afrika und das Amazonasgebiet sind die Hotspots. Der Erreger wird vor allem durch sexuelle Kontakte, aber auch über Blut übertragen. Bei Erwachsenen mit intaktem Immunsystem wird die Erkrankung in etwa 5–10 % der Fälle chronisch, mit Risiko für eine Leberzirrhose. Durch eine Schutzimpfung lässt sich Hepatitis B verhindern. Bei einer Infektion mit Hepatitis-B-Viren können naturheilkundliche Maßnahmen – im Stadium der Ausheilung und zur Nachbehandlung – therapiebegleitend sinnvoll sein. Bittere Kräuter wie Löwenzahn oder Schafgarbe oder leberschützende Mariendistelfrüchte kommen infrage. Aufgrund von Laborergebnissen werden auch Zubereitungen aus Färberwaid (Seite 41), Ingwer (Seite 49), Kurkuma (Seite 63) und Süßholz (Seite 103) diskutiert.

DNA-Viren ohne Hülle

Auch bei diesem „nackten" Virustyp besteht das Erbmaterial aus DNA.

Humane Papilloma-Viren (HPV)

Diese sind die häufigsten sexuell übertragenen Viren. Sowohl Frauen als auch Männer können erkranken. Sie werden in den meisten Fällen über Sexualkontakte übertragen und können genitale Erkrankungen wie Feigwarzen, aber vermutlich auch Gebärmutterhalskrebs auslösen. Mehr als 70 % aller sexuell aktiven Frauen und Männer durchlaufen eine Infektion. Die Impfung ist umstritten und schützt nur vor bestimmten HPV-Typen. Zur Prävention und zur naturheilkundlichen Begleittherapie kommen eine Ernährungsoptimierung mit ausreichend Vitalstoffen, Nahrungsergänzungsmittel, eine Schadstoffausleitung oder auch Pflanzen-Zubereitungen mit reichlich ätherischen Ölen (Bohnenkraut, Fenchel, Kümmel, Rosmarin), Ellagsäure (in Himbeeren enthalten), Senföle (Brokkoli, Rettich) und natürliche Vitamin-C-Quellen (Zitrusfrüchte, Hagebutte, Schwarze Johannisbeere) infrage. Ingwer (Seite 49) und Kurkuma (Seite 63) sind Heilpflanzen mit einem gewissen antiviralen Potenzial gegen diese Erreger.

RNA-Viren mit Hülle

Bei diesen Viren liegen die genetischen Informationen in Form von RNA vor.

Respiratorisches Syncytial-Virus (RSV oder RS-Viren)

Respiratorisch bedeutet „die Atmung betreffend". Das Respiratorische Syncytial-Virus (kurz RSV oder RS-Virus) gehört zu den häufigsten Auslösern von Atemwegsinfekten bei Säuglingen und Kleinkindern. Beinahe jedes Kind hat in den ersten beiden Lebensjahren eine RSV-Infektion durchgemacht.

Die Übertragung geschieht über Tröpfchen oder durch Schmierinfektion. In den Wintermonaten und im Frühjahr kommen gehäuft Infekte vor. RSV-Viren befallen die Atemwege und damit verbundene Organe: Schnupfen, Husten, Mittelohrentzündung, akute Bronchitis und Erkältungssymptome

Stark zur Unterstützung der Leberfunktion: bittere Kräuter sowie Ingwer.

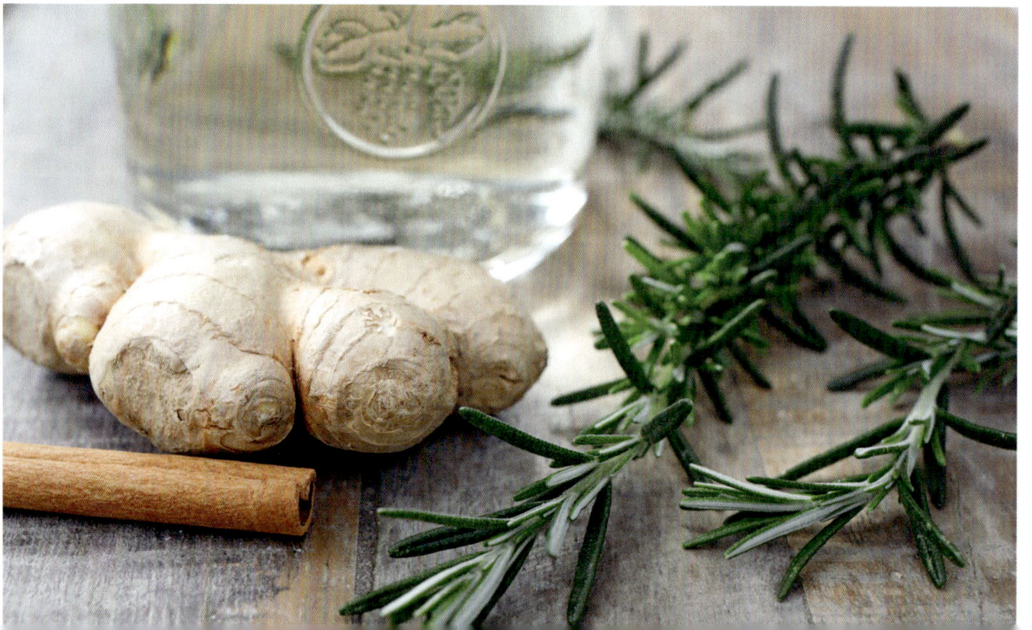

können die Folge sein. Schwere Verläufe mit Lungenentzündungen kommen vor allem bei Säuglingen vor; ältere Kinder und Erwachsene entwickeln in der Regel nur leichte Symptome einer Erkältung. In diesem Buch finden Sie unter den Pflanzenporträts Ingwer (Seite 49), Kurkuma (Seite 63), Pfefferminze (Seite 82), Sonnenhut (Seite 93), Spitzwegerich (Seite 98) und Zwiebel (Seite 120) Hinweise zur unterstützenden Selbsttherapie.

Masernviren

Masern sind hochansteckend und gehören zu den klassischen Kinderkrankheiten. Auslöser ist das Masernvirus, welches durch Tröpfchen übertragen wird. Das typische Krankheitsbild wird als „verrotzt", „verheult" und „verschwollen" beschrieben. Häufig entwickelt sich hohes Fieber mit über 40 °C und ein grobfleckiger Hautausschlag. Die Patienten fühlen sich meist sehr krank, leiden mitunter unter Durchfällen und quälendem Husten und sind oft lichtempfindlich. Bei Kindern unter dem 5. Lebensjahr und bei Erwachsenen über dem 20. Lebensjahr treten häufiger schwere Komplikationen auf. Kombinationsimpfstoffe gegen Mumps, Masern, Röteln (MMR) und gegebenenfalls gegen Windpocken (MMRV) gehören zu den Standardimpfungen bei Kindern. Eine durchgemachte Masernerkrankung schützt lebenslang vor einer Zweiterkrankung. Naturheilkundliche Maßnahmen können therapiebegleitend stattfinden. Lindernde Zubereitungen aus Holunder (Seite 44), Pfefferminze (Seite 82), Ringelblume (Seite 88), Sonnenhut (Seite 93) finden Sie in den Pflanzenporträts, zur Fiebersenkung können Mädesüß-Zubereitungen hilfreich sein und zur Ausleitung von Toxinen Löwenzahn-Zubereitungen.

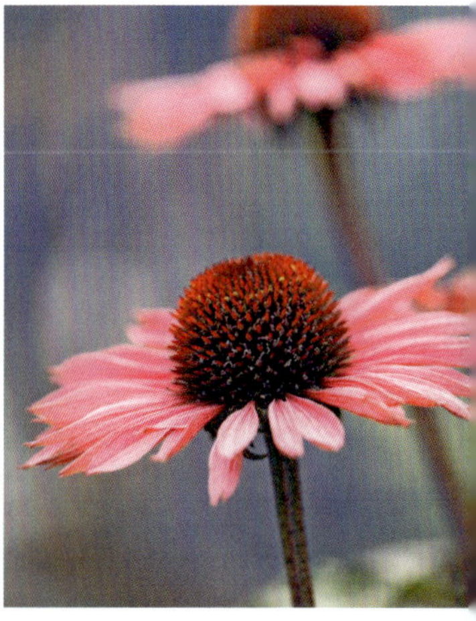

Unterstützend bei Atemwegsinfekten – der Sonnenhut oder auch Echinacea.

Mumpsviren

Mumps, umgangssprachlich Ziegenpeter, zählt zu den Kinderkrankheiten. Erreger sind Mumpsviren, die über Tröpfchen, selten über verunreinigte Gegenstände übertragen werden. Zu Beginn stehen grippeähnliche Symptome mit Fieber im Vordergrund, später treten als klassische Symptome eine Entzündung und Schwellung der Ohrspeicheldrüsen und benachbarter Lymphknoten auf. Bei Kindern unter 5 Jahren ist der Verlauf meist komplikationslos, mit zunehmendem Alter steigt die Gefahr von Komplikationen und Spätschäden. Ein Kombinationsimpfstoff (siehe Masern) steht zur Verfügung. Die Behandlung erfolgt in der Schulmedizin mit schmerzlindernden oder fiebersenkenden Mitteln. Naturheilkundliche Begleitmaßnahmen wären beispielsweise Zubereitungen aus Sonnenhut (Seite 93) oder auch Mädesüß (das heimische Heilkraut hat sowohl fiebersenkende als auch entzündungshemmende Qualitäten).

Parainfluenza-Viren

Mehrere eng miteinander verwandte Viren werden als Parainfluenza-Viren zusammengefasst. Sie werden als Typen 1 bis 4 klassifiziert. Alle verursachen sie akute Erkrankungen der Atemwege, die von leichten grippalen Symptomen über schwere Grippesymptome bis hin zu Lungenentzündungen reichen. Großteils sind Kleinkinder bis zu 3 Jahren von Parainfluenza-Viren betroffen, 90 % der Kinder im Alter von 10 Jahren haben bereits Antikörper entwickelt; Reinfektionen werden besonders vom Typ 3 bei Erwachsenen verursacht. Meist treten die Erkrankungen in der kalten Jahreszeit auf.

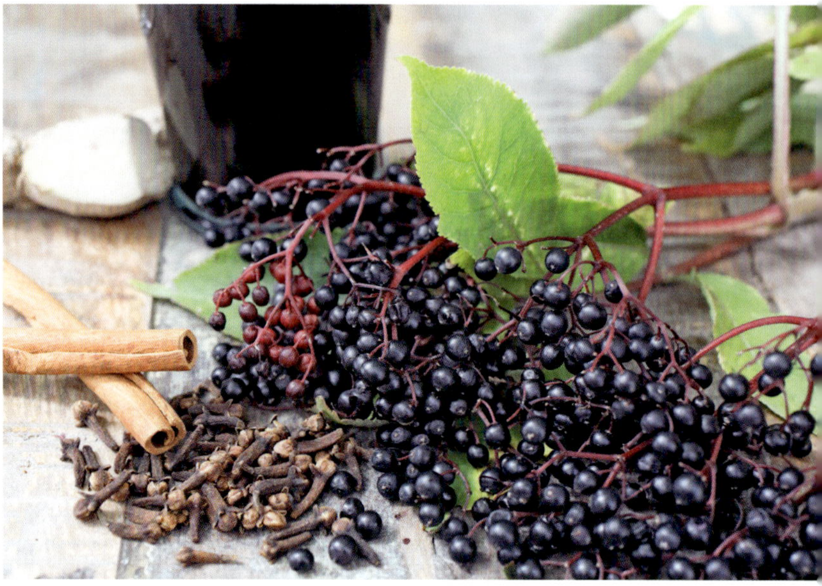

Holunderbeersaft ist reich an sekundären Pflanzenstoffen.

Das Parainfluenza-Virus Typ 1 ist eine häufige Ursache von Krupp. Vor allem bei Kleinkindern sind bellender Husten, Heiserkeit und Atemnot eine schwere Ausprägung; die Infektion mit Parainfluenza-Virus Typ 2 hat ähnliche Symptome, verläuft jedoch meist milder. Parainfluenza-3-Viren zählen zu den wichtigsten Erregern einer Bronchitis. Während die Typen 1, 2 und 3 weltweit verbreitet sind, tritt Parainfluenza Typ 4 nur in den USA auf.

Eine Unterscheidung zwischen RSV-Viren, Parainfluenza-Viren und Influenza-Viren ist anhand der Symptome kaum möglich. Ein Impfstoff ist nicht auf dem Markt, weshalb die schulmedizinische Therapie symptomatisch erfolgt. In diesem Buch finden Sie naturheilkundliche Hinweise zur Begleittherapie in den Pflanzenporträts Knoblauch (Seite 58), Kurkuma (Seite 63), Olivenblatt (Seite 78) und Sonnenhut (Seite 93).

Behüllte Viren mit RNA-Einzelstrang

Zu dieser Gruppe zählen FSME-, Gelbfieber-, Ebola- und HIV-Viren. Auf die durch diese Viren verursachten Erkrankungen wird wegen der schweren Verläufe sowie der vorrangigen Verbreitung auf dem afrikanischen Kontinent im vorliegenden Buch nicht näher eingegangen.

Hepatitis-C-Viren

Hepatitis-C-Viren (HCV) verursachen eine Leberentzündung. Müdigkeit, leichte Übelkeit, heller Stuhl, dunkler Urin, grippeähnliche Beschwerden oder Fieber sind die klassischen Symptome.

Eine Neuinfektion kann symptomlos verlaufen und in den ersten Monaten von selbst ausheilen. Bleibt sie chronisch, können nach Jahren oder Jahrzehnten Spätfolgen wie eine Leberzirrhose oder gar Leberkrebs entstehen. Die Ansteckung erfolgt meist über den Blutweg. Durch neue schulmedizinische Medikamente ist Hepatitis C gut heilbar. Eine Impfung ist nicht auf dem

Markt. Bei einer Infektion mit Hepatitis-C-Viren können naturheilkundliche Maßnahmen im Stadium der Ausheilung und zur Nachbehandlung therapiebegleitend sinnvoll sein. Bittere Kräuter wie Löwenzahn oder Schafgarbe sowie leberschützende Mariendistelfrüchte kommen infrage. Aufgrund von Laborergebnissen werden auch Zubereitungen aus Kurkuma (Seite 63) und Süßholz (Seite 103) diskutiert.

Influenza-Viren, Typ A, B und C

Die Echte Grippe wird durch Influenza-Viren ausgelöst. Diese sind weltweit verbreitet und werden in die Typen A, B und C unterteilt. Influenza-A-Viren kommen am häufigsten vor. Sie verursachen große Grippewellen bis hin zu weltweit grassierenden Pandemien und sind verantwortlich für teils schwere bis tödliche Krankheitsverläufe. Influenza-B-Viren lösen eher mittelschwere Verläufe aus, während die recht selten vorkommenden Influenza-C-Viren meist milde Beschwerden verursachen. In Ländern auf der Nordhalbkugel mit gemäßigtem Klima laufen die Grippewellen oft zwischen Dezember und April ab.

Klassische Symptome für eine Echte Grippe sind: plötzlicher Beginn mit hohem Fieber, Abgeschlagenheit, Schüttelfrost, Schweißausbrüche, Kopf- und Gliederschmerzen, Halsschmerzen, Geräuschempfindlichkeit und quälender Husten.

Grippeviren werden per Tröpfcheninfektion übertragen. Ein geschwächtes Immunsystem, ein höheres Lebensalter wie auch eine dichte Besiedelung begünstigen eine Ansteckung. In Deutschland wird eine jährliche Impfung für Menschen ab 60 und bestimmte weitere Risikogruppen empfohlen.

Die Gruppe der RNA-Viren ist besonders anfällig für Mutationen und Influenza-Viren sind bekannt für ihre Wandlungsfähigkeit. Ihr Erbgut liegt in einzelnen Abschnitten (Segmenten) vor und nachfolgende „Virusnachkommen" entwickeln schnell neue Erbinformationen, weil sich einzelne Virusabschnitte verändern. Deshalb ist jährlich ein neuer Influenza-Impfstoff auf dem Markt.

Der Verlauf einer Influenza hängt vom gegenwärtigen Zustand des Immunsystems des Patienten ab. Für einen ansonsten gesunden Menschen stellt die Grippe kein lebensbedrohliches Problem dar. Ausreichend Schlaf, wenig Stress und eine gesunde Ernährung mit Vitalstoffen bilden die Basis eines intakten Immunsystems. Je nach individueller Konstitution kann die Gabe von Zink, Vitamin D, Vitamin C, Selen oder eine Darmsanierung sinnvoll sein. Die Influenza-Therapie gehört stets in ärztliche Hände. Therapiebegleitend kommen Zubereitungen aus Färberwaid (Seite 41), Kapuzinerkresse (Seite 55), Knoblauch (Seite 58), Melisse (Seite 73), Olivenblatt (Seite 78), Pfefferminze (Seite 82), Sonnenhut (Seite 93), Thymian (Seite 107), Zistrose (Seite 116) oder der Zwiebel (Seite 120) infrage.

Knoblauch und Kurkuma – ein starkes Team.

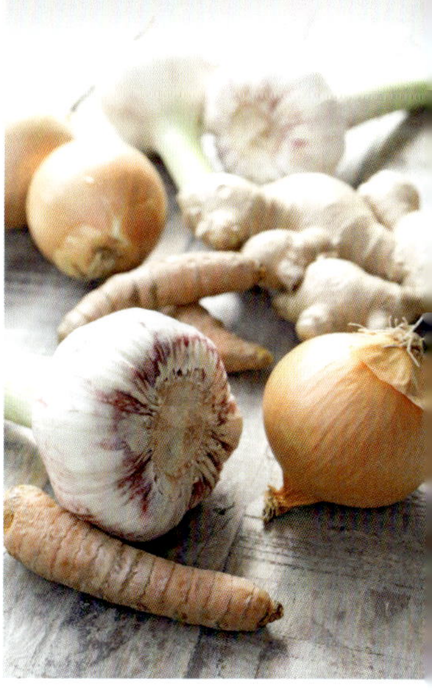

Coronaviren mit den Untertypen SARS-CoV, MERS-CoV und SARS-CoV-2 (Erreger von COVID-19)

Zur Familie der Coronaviren gehören mehrere Krankheitserreger, die bei Menschen und bei Tieren Krankheiten auslösen können. Sie sind schon seit den 1960er Jahren bekannt. Die sieben an den Menschen adaptierten Coronaviren lösen Atemwegserkrankungen unterschiedlichen Schweregrades aus. Vier davon verursachen in den meisten Fällen leichte Erkältungssymptome wie Schnupfen, bei drei Coronaviren gibt es schwere bis hin zu tödliche Verläufe:

SARS-CoV wurde im Jahr 2002 als Ursache eines Ausbruchs des Schweren Akuten Respiratorischen Syndroms (SARS ist die Abkürzung für diesen Begriff) identifiziert. Die Erkrankung ging von China aus und forderte rund 1000 Todesopfer. Hohes Fieber, Kopf- und Gliederschmerzen, Schüttelfrost, starker Husten mit Atemnot und Durchfälle gehören zu den Kennzeichen dieser Erkrankung. SARS-Viren werden vermutlich durch Tröpfchen übertragen. Eine Schutzimpfung gibt es nicht. Die Symptomatik entspricht einer schweren Influenza; ein PCR-Test (ein spezielles labormedizinisches Verfahren) kann als Nachweis dienen.

MERS ist die Kurzbezeichnung für „Middle East Respiratory Syndrome", welches durch das MERS-Coronavirus (MERS-CoV) ausgelöst wird. Erstmals wurde es 2012 nachgewiesen. Bis Ende 2019 wurden um die 2500 Fälle gezählt, die Letalitätsrate lag je nach Land mit bis zu 37 % recht hoch. Saudi-Arabien war ein Hotspot der Erkrankungen. Wie SARS verursacht auch MERS grippeähnliche Symptome. Schwere Verläufe kommen bei Menschen mit chronischen Vorerkrankungen vor. Eine Schutzimpfung gibt es bislang nicht, die Therapie erfolgt symptomatisch. Ein Virusnachweis ist über einen PCR-Test möglich.

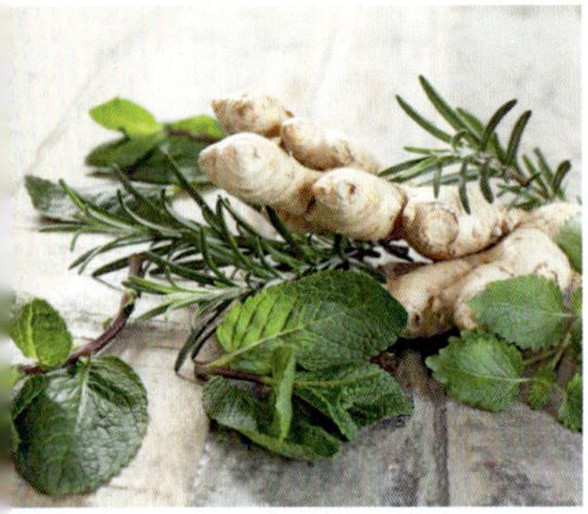

Pfefferminze und Ingwer unterstützen in der Behandlung bei einer Coronavirus-Infektion.

COVID-19 ist eine akute, manchmal schwer verlaufende Atemwegserkrankung, die durch das neuartige Coronavirus SARS-CoV-2 verursacht wird. Ende 2019 wurden die ersten Fälle in der chinesischen Stadt Wuhan gemeldet. Seitdem hat sich das Virus weltweit stark verbreitet. Die Übertragung geschieht über Sekrete, hauptsächlich über Tröpfchen, vermutlich auch über kontaminierte Oberflächen. Während einige Menschen keine Symptome zeigen und auch milde Verläufe vorkommen, kann es vor allem bei Menschen mit chronischen Vorerkrankungen zu einem schweren bis hin zu einem tödlichen Verlauf kommen. Die Symptome Fieber, trockener Husten bis hin zur Kurzatmigkeit, Müdigkeit, Muskel- und Gelenkschmerzen sowie Durchfall ähneln stark den Symptomen einer Echten Grippe, weshalb ein PCR-Test und weitere Untersuchungen beim Arzt zur Diagnostik herangezogen werden. Derzeit gibt es keinen Impfstoff und kein zugelassenes antivirales Medikament.

Alle Coronaviren können länderübergreifende Epidemien oder eine weltweit grassierende Pandemie auslösen. Bitte informieren Sie sich beim Robert-Koch-Institut über die aktuelle Lage und über angeratene Verhaltensmaßnahmen. Die ärztliche Therapie ist obligat. Leichte Verläufe können mit naturheilkundlichen Maßnahmen unterstützt werden. Fiebersenkende Pfefferminz-Zubereitungen (Seite 82) oder antivirale Rezepte aus Knoblauch (Seite 58), Sonnenhut (Seite 93), Süßholz (Seite 103) oder Zistrose (Seite 116) kommen infrage.

Sonnenhut und Kapuzinerkresse sind pflanzliche Therapiebegleiter beispielsweise bei einer Influenza-Infektion.

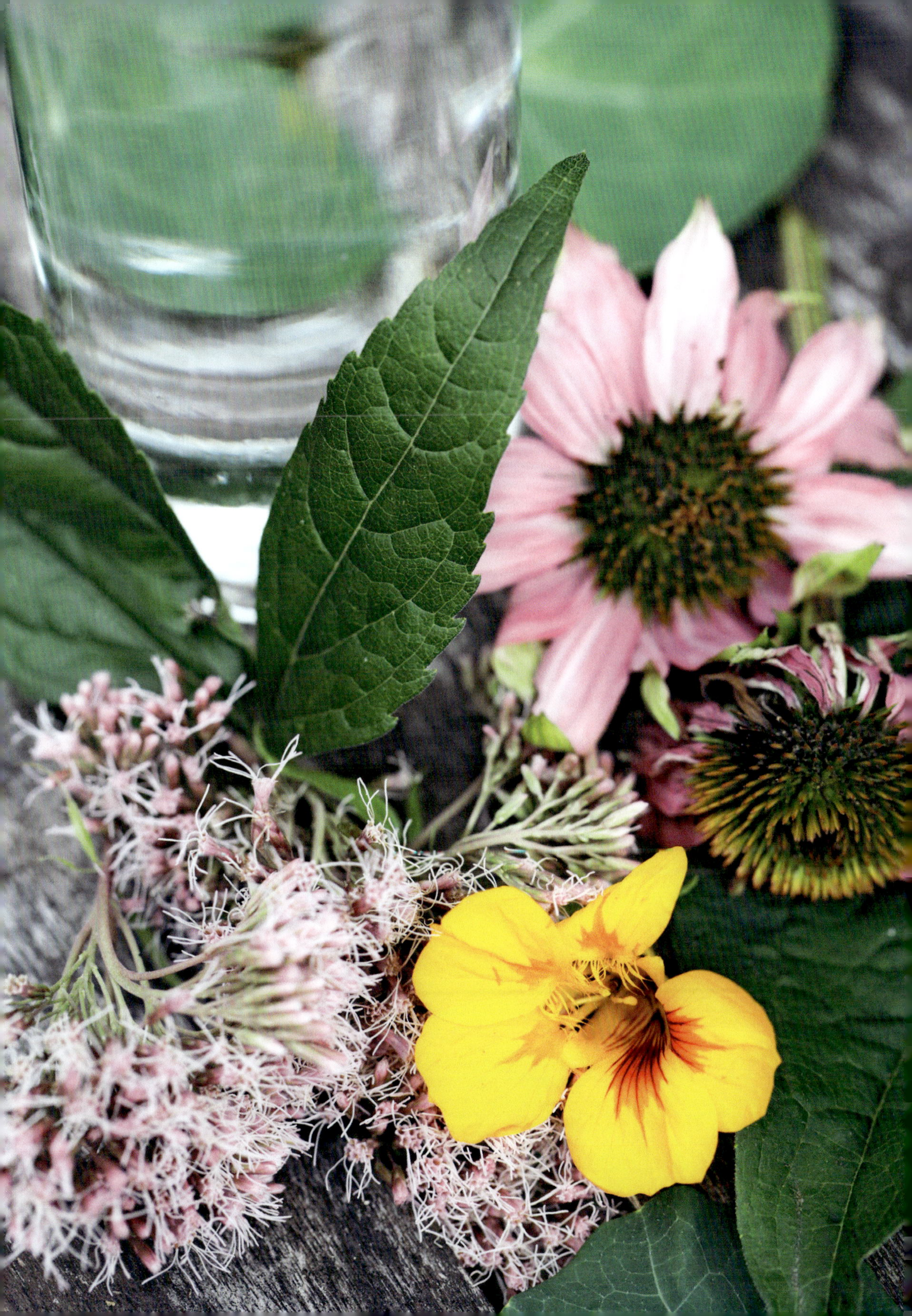

Ansteckung vermeiden

Regelmäßig und gründlich mit Seife die Hände waschen: am besten 20–30 Sekunden lang, vor und nach dem Zubereiten von Essen, nach dem Toilettengang, nach dem Einkauf im Supermarkt, dem Anfassen von Türklinken oder Gegenständen, die von vielen Menschen benutzt werden, oder dem Kontakt mit Erkrankten.

In die Armbeuge husten oder niesen: Beim Niesen werden besonders viele Viren aus dem Körper geschleudert. Deshalb ist es wichtig, dass sie nicht in den Händen landen, mit denen anschließend Türklinken oder Einkaufswagen angefasst oder Hände geschüttelt werden.

Regelmäßiges Lüften der Räume: Sorgen Sie für eine Raumtemperatur von etwa 20 °C. Optimal ist es, Räume alle 1–2 Stunden zu lüften. Um die Luftfeuchtigkeit bei trockener Luft zu erhöhen, können Luftbefeuchter (gegebenenfalls mit ätherischen Ölen als Zusatz) sinnvoll sein.

Meiden Sie Menschenansammlungen und überfüllte Räume: Sollte dies nicht zu vermeiden sein, können Sie die Schleimhäute im Mund (die als Eintrittspforte für Viren infrage kommen) durch das Lutschen von Bonbons oder Pastillen (Beispiel Zistrose) schützen.

Abstand halten und Social Distancing: Um Infektionsraten so niedrig wie möglich zu halten, wird Social Distancing empfohlen, also die Kontakte so niedrig wie möglich zu halten. Dies ist jedoch nicht immer möglich, weshalb ein Abstand zu anderen Menschen von 1,5–2 m eingehalten werden sollte. Viren werden oft durch Sprechen, Niesen und Husten per Tröpfchen übertragen, und die Distanz begrenzt die Gefahr einer Ansteckung.

Meerrettich-Brot lässt sich ganz einfach in den Alltag integrieren.

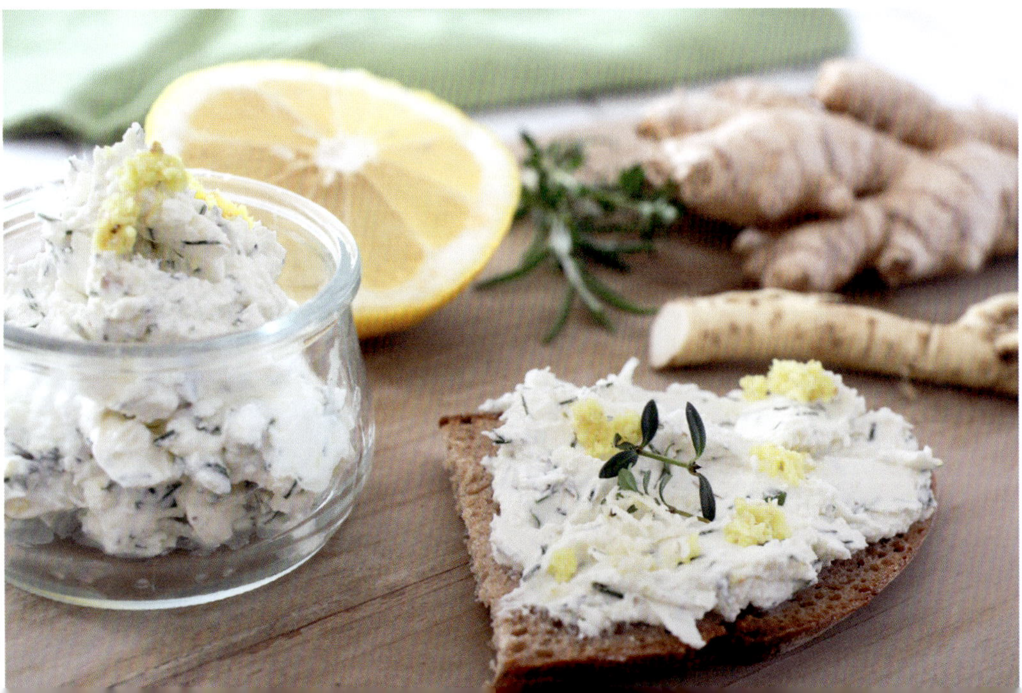

Auf die Vitamin-D-Zufuhr achten: Ein Vitamin-D-Mangel und eine erhöhte Infektanfälligkeit scheinen in direktem Zusammenhang zu stehen. Vitamin D gibt es zudem völlig kostenlos – der Körper kann es mithilfe der Sonne selbst produzieren. Ausreichend Vitamin D kann in Mitteleuropa allerdings nur vom Frühjahr bis in den Herbst gebildet werden. Wer mindestens 3-mal pro Woche Hände, Arme und Gesicht so lange mit Sonnenlicht bescheinen lässt, dass es nicht zu einem Sonnenbrand kommt, wird ausreichend Vitamin D bilden. In der dunklen Jahreszeit können Vitamin-Präparate sinnvoll sein.

Ernährung für ein starkes Immunsystem: Es darf richtig bunt werden. Mit reichlich Obst und Gemüse (möglichst aus biologischem Anbau) versorgen Sie Ihren Körper mit vielen Nährstoffen. Hagebutte und Schwarze Johannisbeere sind wahre Vitamin-C-Booster, in roten und dunklen Beeren sind viele Antioxidantien enthalten, pikante und scharfe Gewürze wärmen nicht nur von innen, sondern besitzen meist auch antimikrobielle Eigenschaften, Nüsse und fette Fische aus dem Meer liefern jede Menge wertvoller Fette (Omega-3-Fettsäuren), die Entzündungen in Schach halten.

Röteln-Viren

Röteln werden durch Rubella-Viren ausgelöst und zählen wie Mumps, Masern oder Windpocken zu den klassischen Kinderkrankheiten. Röteln sind hochansteckend und verlaufen bei Kindern meist komplikationslos. Während der Schwangerschaft können Röteln jedoch das ungeborene Kind schädigen. Grippeähnliche Symptome und ein kleinfleckiger Hautausschlag zählen zu den klassischen Symptomen. Durch Impfkampagnen ist die Zahl der Erkrankungen deutlich zurückgegangen. Eine spezifische Therapie gibt es nicht, eine naturheilkundliche Begleitung mit Kräutern wie Pfefferminze (Seite 82) oder Sonnenhut (Seite 93) ist möglich.

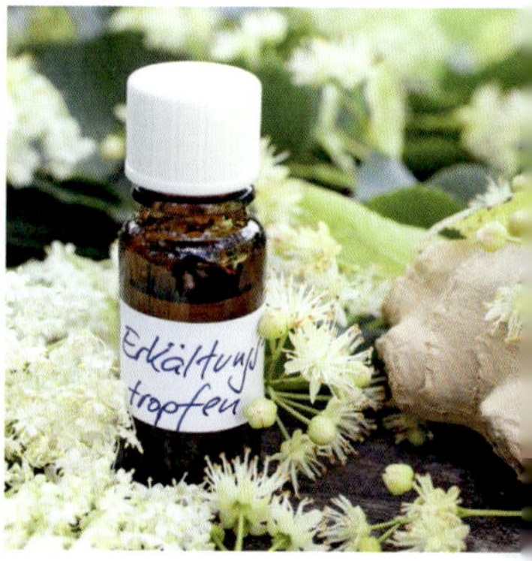

In selbstgemachten Erkältungstropfen steckt viel Heilpflanzenkraft.

Unbehüllte RNA-Viren

Auch bei diesen Viren trägt RNA die Erbinformationen, sie sind jedoch „nackt“.

Coxsackie-Viren

Diese Viren gehören zu den humanen Enteroviren. Die Subtypen werden der Einfachheit halber in Coxsackie-A- und Coxsackie-B-Viren unterteilt. Je nach Erregertyp können sie eine grippeähnliche Erkältung (oft eine Sommergrippe), eine virale Meningitis und schmerzhafte Entzündungen im Mund- und Rachenbereich verursachen. Das Virusreservoir ist der Mensch, die Übertragung erfolgt fäkal-oral beziehungsweise über Tröpfchen- oder Schmierinfektion (erkrankte Personen scheiden die Erreger über den Stuhl aus). Eine kausale Therapie gibt es nicht. Eine unterstützende Begleittherapie ist mit homöopathischen Mitteln (Mercurius corrosivus) oder Heilpflanzen-Anwendungen wie Knoblauch (Seite 58), Kurkuma (Seite 63) oder Olivenblatt (Seite 78) möglich.

Hepatitis-A-Virus

Wie Hepatitis-B- und -C-Viren verursachen Hepatitis-A-Viren eine Leberentzündung. Die Erreger werden durch verunreinigtes Wasser oder Lebensmittel übertragen. Oftmals geschieht die Ansteckung in fernen Ländern mit geringem

Hygienestandard. Appetitmangel, Müdigkeit und eine Gelbfärbung der Haut sind wegweisende Symptome. Die meisten Entzündungen heilen komplikationslos aus. Nach einer durchgemachten Infektion besteht eine lebenslange Immunität. Ein Impfstoff steht zur Verfügung. Leberschützende Pflanzen-Zubereitungen aus der Mariendistel oder bittere Kräuter und Nahrungspflanzen wie Löwenzahn, Endiviensalat, Rucola oder Chicorée dienen als geeignete therapiebegleitende Maßnahmen vor allem zur Ausheilung und Nachbehandlung.

Rhinoviren

Wenn die Nase läuft und der Hals schmerzt, sind oft Rhinoviren der Auslöser. Davon gibt es gleich mehr als 100 Subtypen, die sich jedoch alle an den Schleimhäuten in der Nase und im Rachen festsetzen, sich dort vermehren und den klassischen Schnupfen auslösen. Zudem können Heiserkeit, Husten, Hals- und Schluckbeschwerden entstehen. 30–50 % aller Erkältungen werden von Rhinoviren verursacht.

Eine Impfung ist nicht möglich, eine Immunität meist nur von kurzer Dauer und abhängig vom Virus-Subtyp. Rhinoviren werden durch Tröpfchen- oder Schmierinfektion von Mensch zu Mensch übertragen. Hinweise für eine naturheilkundliche Therapie finden Sie in den Pflanzenporträts Holunder (Seite 44), Ingwer (Seite 49), Kapuzinerkresse (Seite 55), Knoblauch (Seite 58), Meerrettich (Seite 68), Pfefferminze (Seite 82), Thymian (Seite 107), Zistrose (Seite 116) oder Zwiebel (Seite 120).

Bei den ersten Symptomen aktiv werden

Trinken Sie Tee: Indem Sie das Heißgetränk langsam und schluckweise trinken, halten Sie Ihre Schleimhäute stets feucht. Die Kräuterzusätze haben spezifische Wirkungen. Gegen fast alle Krankheiten ist ein Kraut gewachsen: Sonnenhut stärkt das Immunsystem, Thymian ist bei Atemwegsinfekten unschlagbar gut, Holunder senkt das Fieber, Pfefferminze befreit die Nase. Auf den folgenden Seiten finden Sie viele weitere Anregungen und Tipps.

Bei Fieber die Flüssigkeit ersetzen: Trinken Sie bei Fieber neben Tee noch zusätzlich Schorlen mit Fruchtsäften. Ein verdünnter Holunderbeersaft (Seite 44) ist ein bewährtes Hausmittel bei Erkältung. Mit der Flüssigkeitszufuhr verhindern Sie eine Dehydration und stärken gleichzeitig Ihr Immunsystem.

Wadenwickel, wenn das Fieber steigt: Grundsätzlich ist Fieber ein Zeichen, dass der Körper sich mit Keimen auseinandersetzt. Ein gesunder Erwachsener kann Fieber bis zu 40 °C tolerieren. In den alten Schriften wird immer wieder auf die heilende Wirkung von Fieber eingegangen. „Gebt mir die Macht, Fieber zu erzeugen, und ich heile alle Krankheiten", soll der griechische Heiler Parmenides im 5. Jhd. v. Chr. gesagt haben. Wenn Kinder und ältere Menschen nicht so viel Flüssigkeit aufnehmen können wie der fiebernde Körper benötigt, sollte es ab etwa 39 °C gesenkt werden. Eine schonende Alternative zu den handelsüblichen fiebersenkenden Arzneimitteln sind Wadenwickel (Seite 87). Sie senken die Temperatur sanft und beeinflussen das Immunsystem nicht.

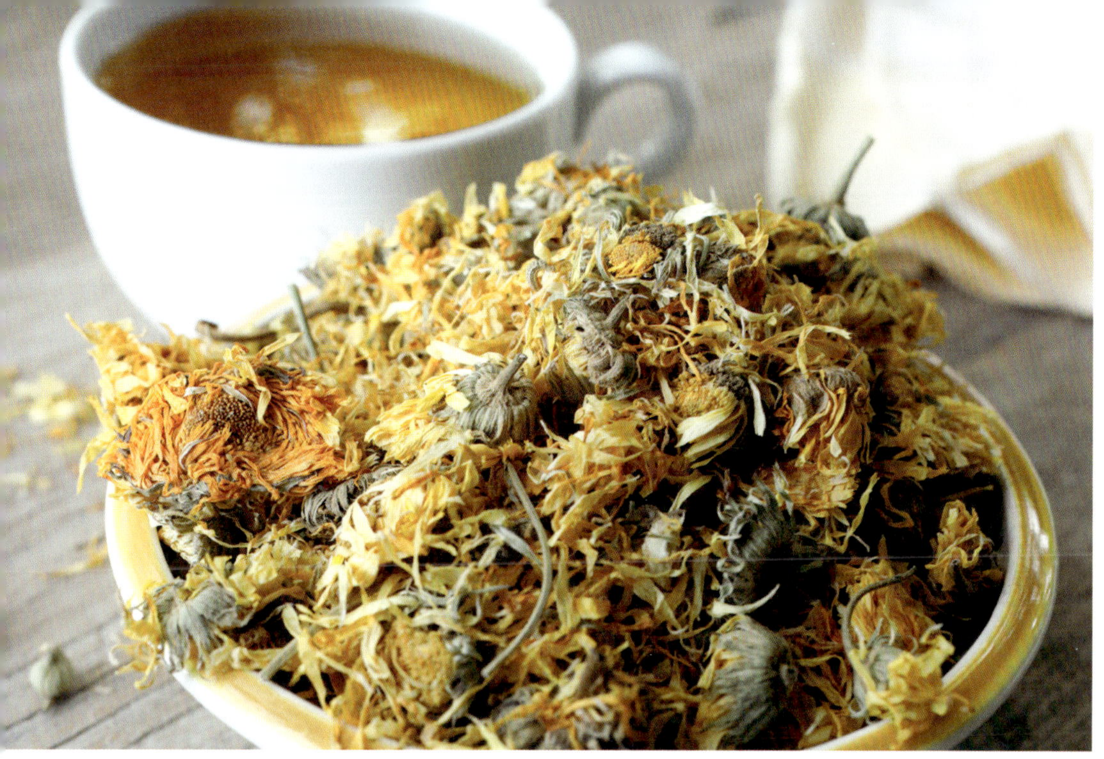

Ringelblumentee stärkt auch die Schleimhäute bei einer Entzündung.

Gönnen Sie sich Ruhe und Entspannung: Nehmen Sie sich bewusst Zeit für die Familie und Freunde, lernen Sie Entspannungstechniken, genießen Sie den Klang Ihrer Lieblingsmusik oder was immer auch Ihnen guttut.

Essen Sie in der kalten Jahreszeit und in Zeiten erhöhter Ansteckung warm: Knochenbrühen oder Hühnersuppe (Seite 50) haben eine Menge gesundheitlicher Vorteile. Sie versorgen den Körper mit Mineralstoffen, Spurenelementen, Vitaminen und Aminosäuren, lindern Entzündungsprozesse, stärken die Abwehrkräfte und die Darmgesundheit.

Eine Nasendusche entfernt Keime: Spülen Sie die Nasenschleimhaut regelmäßig mit lauwarmer Salzlösung. Auf 250 ml lauwarmes Wasser kommen gelöstes 2,5 g Salz (Meersalz ohne Jod- und Fluorzusatz). Zäher Schleim, Krankheitserreger, Allergene und Umweltverschmutzungen können so schonend aus der Nase gespült werden. Im Handel gibt es spezielle Spülkännchen aus Glas oder Kunststoff.

Gurgeln, schon beim ersten Kratzen im Hals: Gurgeln ist eine effektive Maßnahme, um ausgetrocknete Schleimhäute im Rachen zu befeuchten. Zudem werden durch die Rachenreinigung Bakterien und Viren aus der Mundhöhle und dem Rachen beseitigt. Gurgeln eignet sich für alle Menschen, die dadurch nicht mit einen Würgereiz kämpfen müssen. Im Rezeptteil einiger Pflanzenporträts finden Sie Anregungen zum Gurgeln.

Eine erhöhte Schlafposition einnehmen: Ein erholsamer Schlaf ist wichtig. Wenn die Nasenatmung behindert ist oder die Atemwege durch Schleim verlegt sind, ist eine leicht hochgelagerte Schlafposition am erholsamsten. Mit mehreren Kopfkissen übereinander gestapelt oder einem verstellbaren Lattenrost ist eine solche Position schnell geschaffen.

Rotaviren

Rotaviren sind die häufigste Ursache für schwere Durchfälle mit Erbrechen bei Kindern. Je kleiner die Kinder sind, desto schneller besteht die Gefahr einer Austrocknung. Der Verlauf ist bei einigen Kindern so schwer, dass sie im Krankenhaus behandelt werden müssen. Die Viren werden mit dem Stuhl ausgeschieden. Die ständige Impfkommission am Robert-Koch-Institut empfiehlt eine vorbeugende Schluckimpfung. Es gibt keine ursächliche Therapie. Naturheilkundliche Maßnahmen können das Abklingen der Beschwerden unterstützen. Dazu zählt ausreichende Flüssigkeitszufuhr in Form von Tees. Die Pfefferminze (Seite 82) entkrampft und wirkt zugleich antiviral. Das Kauen von getrockneten Heidelbeeren (mehrmals täglich einige Beeren gut durchkauen und schlucken), Heilerde (1–2 TL verrührt in 250 ml Wasser) oder medizinische Kohle, Wärmeauflagen auf den Bauch mit einer Wärmflasche sind weitere Anwendungsbeispiele aus der Hausapotheke.

Noroviren

Auch Noroviren verursachen schwere Durchfälle. Zu etwa 30 % sind Kinder und zu etwa 70 % Erwachsene betroffen. Infektionswellen kommen vor allem zwischen Oktober und März vor. Die Viren werden über den Stuhl oder über Erbrochenes ausgeschieden. Krankenhäuser, Altenheime und Gemeinschaftseinrichtungen sind die Hotspots für diese Erkrankung. Die Therapie erfolgt symptomatisch, einen Impfstoff gibt es nicht. Die naturheilkundlichen Begleitmaßnahmen sind die gleichen wie bei einer Infektion mit Rotaviren. Ein Aufbau der Darmflora mit Pro- und Präbiotika ist in beiden Fällen sinnvoll.

ABWEHR gegen Viren

Physische Barrieren wie intakte Haut und Schleimhäute erschweren den Viren den Eintritt in den Körper. Ein wesentlicher Faktor ist jedoch ein intaktes Immunsystem. Wenn es gut trainiert ist, kann es Infektionen stoppen oder zumindest die meisten Erreger unter Kontrolle halten.

Ein Netzwerk an Zellen, Molekülen, Geweben und Organen wird bei einem Virenangriff aktiv. Zytokine, Makrophagen und natürliche Killerzellen sind von Bedeutung bei einer viralen Infektion. Eine wichtige Funktion natürlicher Killerzellen ist die Abtötung virusinfizierter Zellen. Um diese zu orten, tasten sie die Oberfläche von Zellen ab und attackieren diese bei einer körperfremden Oberfläche. Gleichzeitig werden weitere Immunzellen aktiv. In den Lymphknoten beginnen sich bestimmte Lymphozyten (die T-Zellen) zu vermehren, welche nach einiger Zeit die natürlichen Killerzellen unterstützen. Bei Überlastung sieht man manchmal diese Reaktion in Form von geschwollenen Lymphknoten. Sind die Krankheitserreger eingedämmt, klingt die auf Hochtouren laufende Immunreaktion wieder ab. Werden die Viren auf diesem Weg nicht eingedämmt, beginnen Immunzellen Entzündungsparameter zu produzieren, die beispielsweise die Schleimhäute anschwellen lassen, die Schleimproduktion steigern oder auch Fieber auslösen. Mit dem Hustenreiz, durch Niesen oder durch Auswurf aus den Atemwegen können sowohl abgestorbene Zellen als auch Erreger den Körper verlassen. Durch Fieber schafft der Körper ein Milieu, in dem sich Erreger nicht wohlfühlen und zugleich verschiedene Immunzellen ihre Wirkung optimal entfalten können. Bei einigen Krankheitserregern, mit denen das Immunsystem schon einmal konfrontiert wurde, kann das Immunsystem bei einer späteren Infektion schnell und effektiv reagieren. Diese Reaktion wird als natürliche Immunität bezeichnet. Eine Maserninfektion löst beispielsweise eine lebenslängliche Immunität aus, jedoch nicht ein Infekt mit Influenza-Viren. Unser Immunsystem funktioniert nur dann gut, wenn es stabil ist. Negative Gefühle, starke körperliche Belastungen, eine Fehlernährung mit zu wenig Vitalstoffen, Schlafmangel, Stress und genetische Faktoren können das Immunsystem stark schwächen.

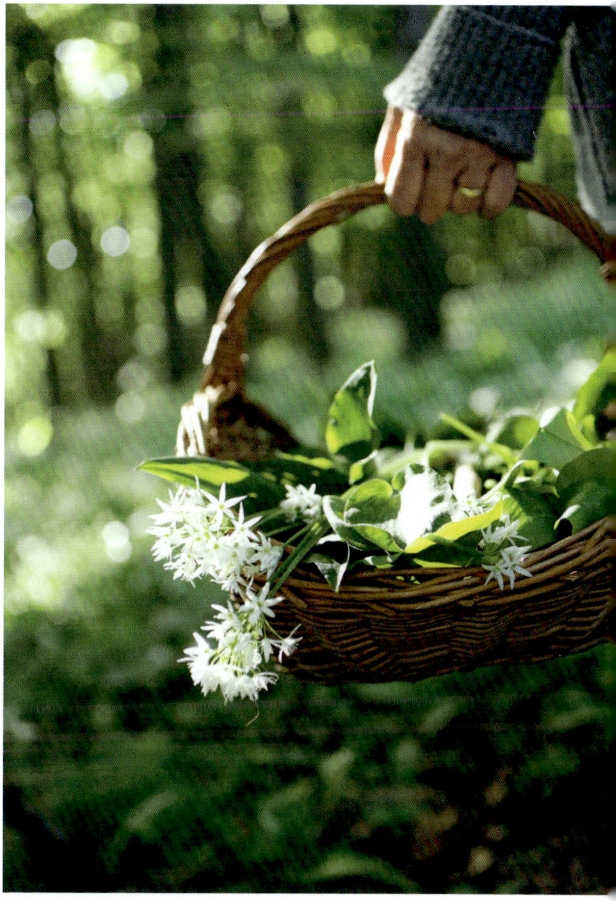

Heilpflanzen selbst gesammelt – bei Bärlauch ist das ganz einfach.

DIAGNOSE UND THERAPIE in der Schulmedizin

Eine virologische Diagnostik kann unter Umständen recht aufwendig sein. Eine körperliche Untersuchung, die Erfassung der Krankheitsgeschichte und der vorliegenden Beschwerden bilden die Basis. Blutbild, Differentialblutbild und der sogenannte CRP-Wert (ein wichtiger Entzündungsmarker) sind von Interesse. Ein direkter Erregernachweis ist kaum möglich, da dazu ein Elektronenmikroskop nötig ist. Ein indirekter Nachweis kann über spezifische Antikörper- oder PCR-Testung erfolgen.

Eine antivirale Therapie ist nicht bei allen Erregern möglich. Grundsätzlich behindern die eingesetzten Medikamente die Virusproduktion oder verstärken die Immunantwort gegen eine Virusinfektion. Das Fehlen wirksamer Therapeutika für die meisten Viruserkrankungen, das zunehmende Auftreten einer antiviralen Arzneimittelresistenz und die hohen Kosten einiger antiviraler Therapien erfordern die Suche nach neuen wirksamen antiviralen Verbindungen. Darüber hinaus sind die bestehenden antiviralen Therapien nicht immer gut verträglich oder deren Wirksamkeit nicht zufriedenstellend. Pflanzen oder auch isolierte pflanzliche Substanzen entwickeln zahlreiche biologische Aktivitäten, einschließlich antiviraler Eigenschaften und können in einigen Fällen eine echte Alternative sein.

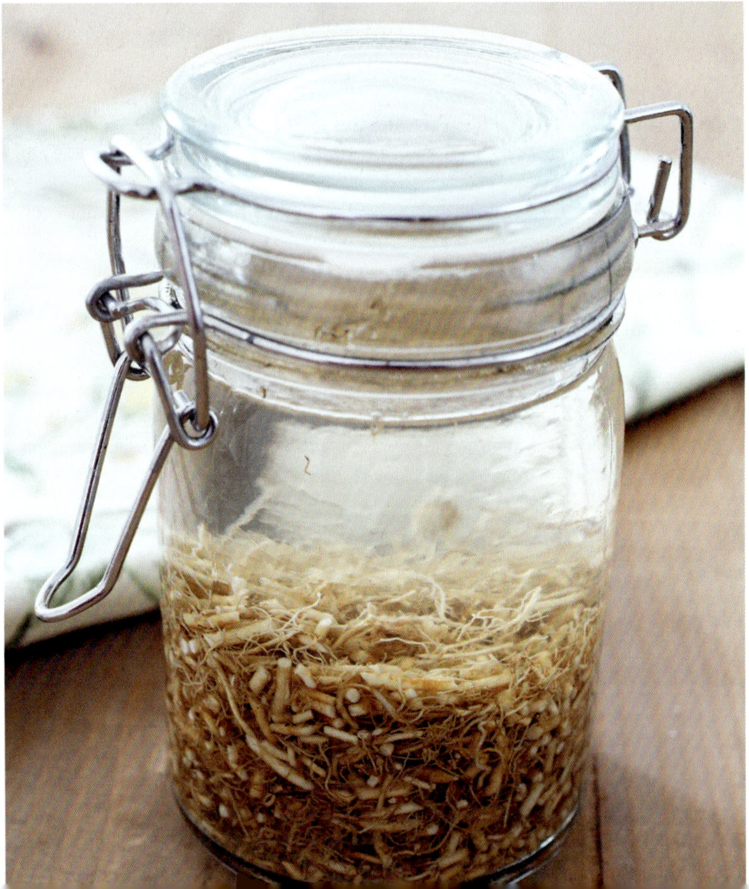

Bitterstoffe wie in Engelwurz-Wurzeln helfen bei Verdauungsstörungen und unterstützen gleichzeitig die Immunabwehr.

HEILPFLANZENKRAFT gegen Viren

Wie und warum Pflanzen gegen bestimmte Beschwerden und Krankheiten wirken, ist längst noch nicht im Detail erforscht. Einige Substanzgruppen scheinen bei der Prävention als auch der Therapie viraler Erkrankungen eine wichtige Rolle zu spielen. Die wichtigsten habe ich nachfolgend zusammengefasst.

Bittere Medizin

Im Pflanzenreich dienen Bitterstoffe als Fraßschutz. Ihre chemische Struktur ist nicht einheitlich, weshalb der bittere Geschmack die einzige Gemeinsamkeit ist. Häufig findet man Bitterstoffe in Wurzeln, aber auch in Rinden und Blättern. Bei Verdauungsstörungen regen sie die Sekretion von Verdauungssäften an, sie entgiften und unterstützen das Immunsystem (vor allem das darmassoziierte unspezifische Abwehrsystem), indem sie beispielsweise die Leukozytenbildung (weiße Blutkörperchen mit immunologischer Wirkung) aktivieren. Ingwer und Engelwurz sind Beispiele für Pflanzen mit Bitteranteilen.

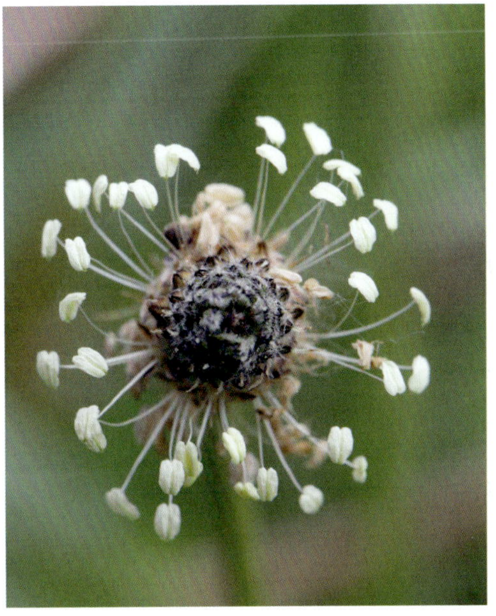

Spitzwegerich enthält jede Menge Schleimstoffe und ist häufig in Hustensäften zu finden.

Gerbstoffe dichten ab

In alten Zeiten wurden Gerbstoffe in konzentrierter Form beim Gerben von Tierhäuten verwendet, da sie Eiweiße an den Tierhäuten ausfällen und das Leder haltbar machen. Häufig kommen Gerbstoffe in Wurzeln und Rinden vor. Zu den schwach gerbenden Stoffen und auch nur im weiteren Sinne dazugehörend zählen die Labiaten-Gerbstoffe („Labiatae“ ist eine alte Bezeichnung für Lippenblütler), die beispielsweise in der Melisse vorkommen. Im Körper des Menschen wirken Gerbstoffe auf den Schleimhäuten etwas trocknend und zusammenziehend. Sie erschweren den Erregern den Eintritt in die Zellen, lockeres und aufgequollenes Gewebe wird abgedichtet und es kommt zu einer Linderung von Schmerz und Juckreiz.

Schleimstoffe – umhüllend und entzündungshemmend

Chemisch gesehen gehören sie zu den Polysacchariden. Die Schleimstoffe von schleimstoffhaltigen Pflanzen wie Spitzwegerich legen sich einhüllend, reiz- und schmerzlindernd auf entzündete Schleimhäute. Bei Heiserkeit, trockenem Husten oder Reizhusten leisten sie gute Dienste. Eine direkte antivirale Funktion haben Schleimstoffe jedoch nicht.

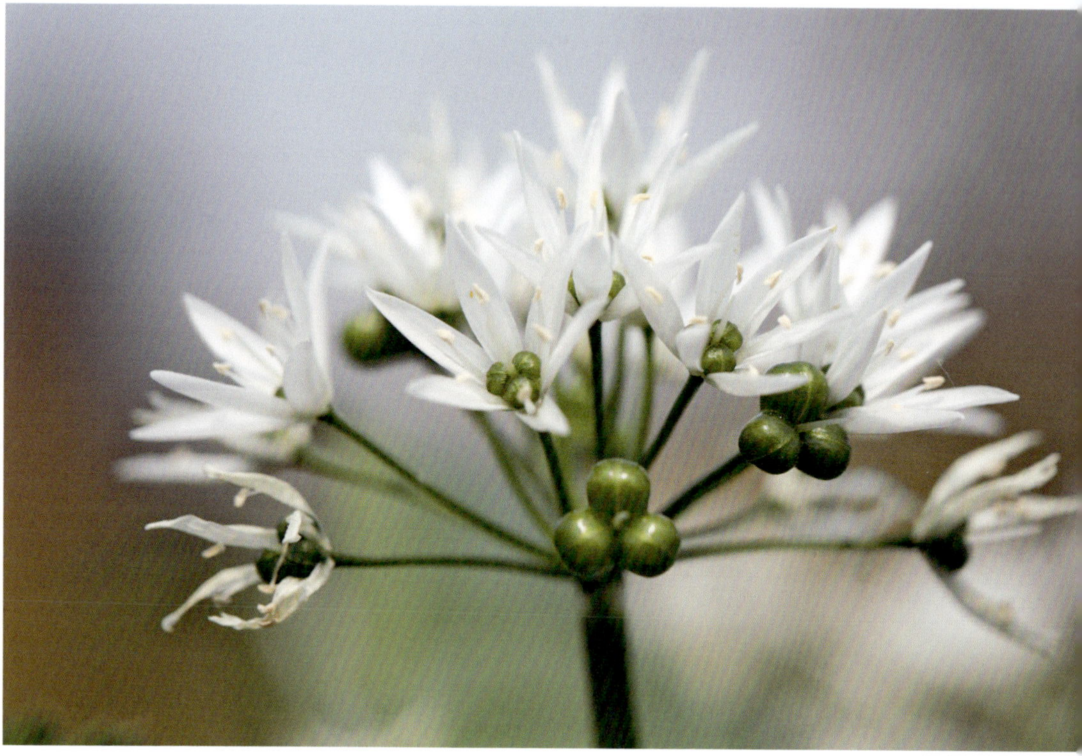

Allicin entsteht beim Zerreiben oder Zerkauen von Lauchgewächsen wie dem Bärlauch.

Sekundäre Pflanzenstoffe

Sie sind Bestandteil unserer täglichen Nahrung und von Heilpflanzen: Unter dem Begriff „sekundäre Pflanzenstoffe“ werden mehrere 10.000 Substanzen zusammengefasst. Sie dienen Pflanzen zur Abwehr von Fressfeinden, vor UV-Strahlung, vor Verdunstung oder mikrobiellen Angriffen. Andere locken Bestäuber und Samenverbreiter an. Da Pflanzen weder den Standort wechseln noch sich aktiv verteidigen können, haben sie im Lauf der Evolution einige Abwehrstrategien entwickelt.

Ein Großteil dieser Stoffe hat einen Einfluss auf das Immunsystem. Das Wirkspektrum für den Menschen reicht von der Steigerung des Wohlbefindens bis hin zur Therapie von Erkrankungen. Ihr Gesundheitswert umfasst viele Eigenschaften: als antioxidativ, antiviral, antibakteriell, pilzhemmend, verdauungsanregend, schleimlösend, entgiftend, krebshemmend, blutdrucksenkend oder entzündungshemmend werden viele dieser Stoffe beschrieben.

Ätherische Öle

Wenn es in der Natur duftet, dann sind oft ätherische Öle im Spiel. Sie sind bekannt als natürlicher Schutzschild von Pflanzen oder dienen als Insektenlockstoff. Die meisten ätherischen Öle haben ein keimhemmendes und desinfizierendes Potenzial. Im Kampf gegen Krankheitserreger sind sie unschlagbar. Einige ätherische Öle verflüssigen den Schleim in den Atemwegen, sodass er besser abtransportiert werden kann, andere lösen Krämpfe oder lindern Entzündungsprozesse. Eine Raumbeduftung mit ätherischen Ölen reduziert die Gesamtkeimzahl in Räumen. Vermutlich lagern sich ätherische Öle auch an die Oberfläche der Zellen oder auch der Viren und blockieren damit Rezeptoren, den Zellstoffwechsel und die Vermehrung von Viren. Mehr über die Anwendung von ätherischen Ölen erfahren Sie in den Kapiteln Melisse, Ingwer, Pfefferminze und Thymian.

Senföle oder Glucosinolate

Sie sind Gemische schwefel- und stickstoffhaltiger Verbindungen, die im Mund als „scharf" empfunden werden und Geschmacksgeber von Kreuzblütengewächsen sind. Meerrettich ist ein Vertreter einer senfölhaltigen Pflanze und auch die Kapuzinerkresse enthält Senföle. Chemisch ähneln Senföle den ätherischen Ölen, sind aber wie die Lauchöle in den intakten Pflanzen nicht aktiv. Erst durch Kleinschneiden, Reiben oder Kauen werden diese Stoffe aktiviert. Senföle wirken innerlich angewendet stark antibakteriell, antiviral und pilztötend. Da diese Verbindungen nicht sehr hitzestabil sind, kommen Tee-Zubereitungen nicht infrage.

Durch ihre Fettlöslichkeit dringen Senföle bei äußeren Anwendungen schnell in die Haut ein und erzeugen lokal Wärme und Hautrötungen. Durch die Weitung von Gefäßen steigern sie den Blutfluss im betroffenen Bereich und sorgen für den Abtransport von lokal eingelagerten Stoffwechselendprodukten. Senföl-Anwendungen vermitteln zuerst eine angenehme Wärme, später Hautrötungen mit Brennen und Stechen. Bei zu langer äußerer Anwendung kann es zu Haut- und Nervenschäden mit teils irreversiblen Folgen kommen, bei innerer Überdosierung zu Magen-Darm-Reizungen. Deshalb müssen solche Pflanzen-Anwendungen mit Bedacht dosiert werden.

Lauchöle oder Sulfide

Das sind flüssige, stark riechende, schwefelhaltige Verbindungen, die beim Essen die Empfindung „scharf" auslösen und als geschmacksgebende Wirkstoffe von Lauchgewächsen fungieren. Bärlauch, Knoblauch und Zwiebeln zählen dazu.

Chemisch ähneln sie den ätherischen Ölen, sind aber in der Pflanze nur als Bausteine enthalten. Erst beim Zerstören des Gewebes durch Kauen, Abschneiden oder Zerreiben kommen sogenannte Alliinasen mit den Alliinen in Kontakt und gehen dabei spontan ablaufende Reaktionen ein, die den typischen Geschmack roher Lauchgewächse ausmachen – das sogenannte Allicin entsteht.

Allicine haben eine antibakterielle, pilztötende und antivirale Wirkung. Zudem reduzieren sie den Cholesteringehalt im Blut, senken den Blutdruck und wirkt vorbeugend gegen Thrombosen. Auch tumorhemmende Eigenschaften und antiasthmatische Effekte werden diskutiert.

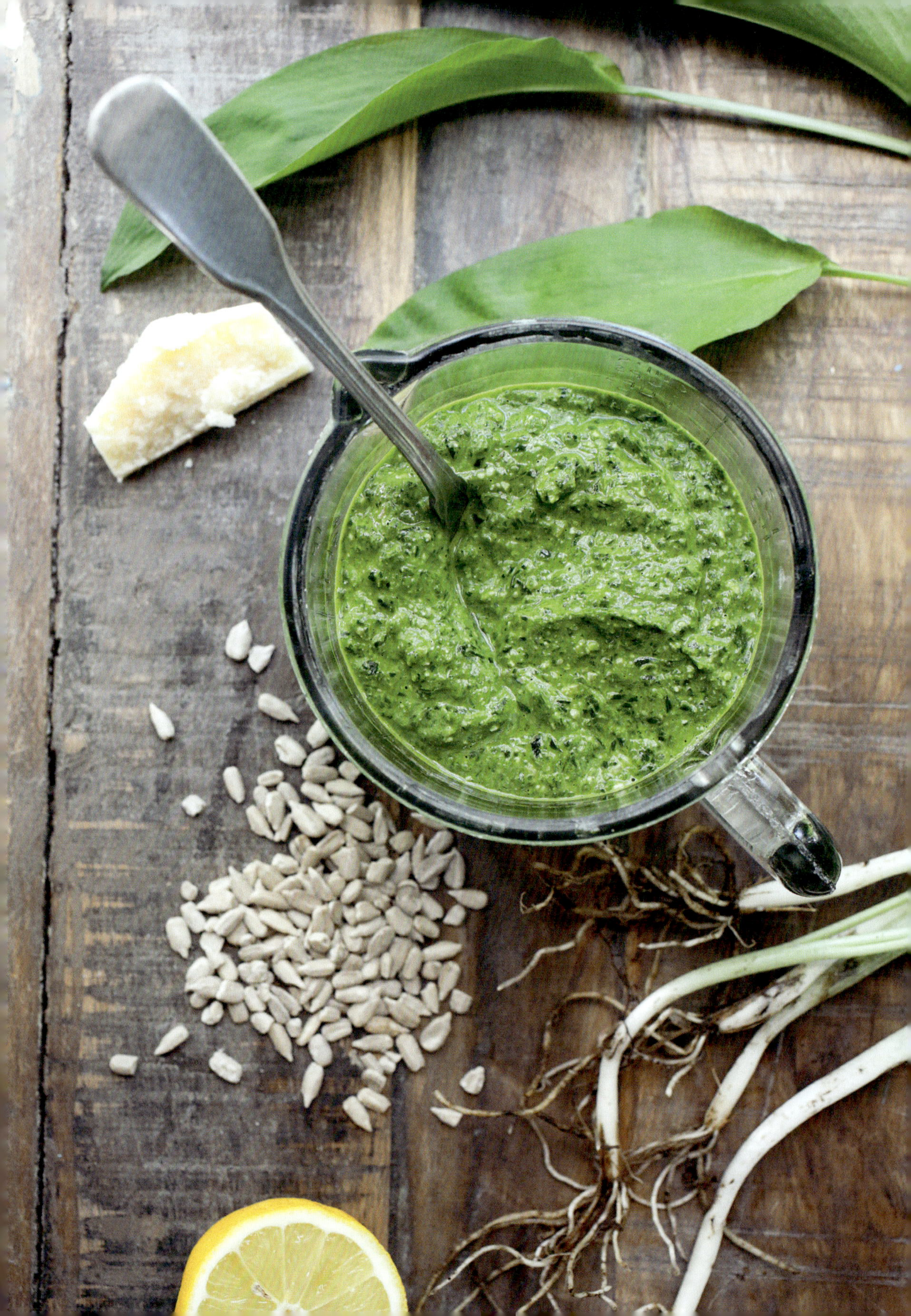

Saponine – natürliche Virenkiller

Alle Saponine haben eine Gemeinsamkeit: In Kontakt mit Wasser bilden sie eine schaumige, seifige Lösung (lat. *sapo* = Seife), die jedoch chemisch gesehen nichts mit Seife zu tun hat. Saponine sind in der Lage, Schleim in den Atemwegen zu verflüssigen und den Auswurf zu steigern. Außerdem verfügen sie über antibiotische, pilz- und entzündungshemmende sowie antivirale Eigenschaften, indem sie in einer frühen Phase in den Vorgang der Virusmehrung eingreifen. Zusätzlich aktivieren sie das Immunsystem und regen die Bildung natürlicher Killerzellen an. Die Glycyrrhizinsäure von Süßholz gehört zu dieser Substanzgruppe.

Polyphenole – Alleskönner

Polyphenole lassen sich in Phenolcarbonsäuren und in Flavonoide gliedern. Während erstere farblos sind, ist die zweite Gruppe recht bunt. Polyphenole kommen in fast allen Pflanzen vor, überwiegend in den Randschichten, also in Rinde, Schale oder der Haut von Früchten. Viele der Pflanzenphenole locken Insekten zur Bestäubung an. Andere dienen zur Abwehr von Schädlingen oder Krankheiten. Für den Menschen haben sie viele gesundheitliche Vorteile. Eine der wichtigsten Aufgaben ist ihre antioxidative Wirkung. Ihr antivirales Potenzial ist noch nicht vollständig erforscht. Man nimmt an, dass einige dieser Stoffe Viren umhüllen und so unschädlich machen können oder das Eindringen von Viren in die Wirtszelle verhindern, indem sie die viralen Oberflächen verändern. Zubereitungen aus der Graubehaarten Zistrose (Seite 116) enthalten diese Stoffe und wurden bereits erfolgreich gegen Viren aus der Familie der Coronaviren und andere Viren getestet.

Flavonoide – hübsch und farbenfroh

Flavonoide sind die am häufigsten vorkommenden sekundären Pflanzenstoffe. Bisher sind etwa 8000 verschiedene Flavonoide bekannt. Zu ihnen zählen beispielsweise die blau färbenden Anthocyane in den Holunderbeeren. Überwiegend kommen Flavonoide in Schalen und Blättern vor. Grundsätzlich gilt: Je farbintensiver, desto mehr Flavonoide sind enthalten. Den Pflanzen dienen sie als UV-Schutz, andere locken Insekten zur Bestäubung an und gewährleisten damit die Erhaltung der Art.

Die Gruppe der Flavonoide hat auch gesundheitliche Vorteile für uns Menschen. Sie hemmen entzündliche Prozesse, gehören zu den effektivsten Antioxidantien und wirken gegen eine Reihe von Bakterien, Pilzen und Viren. Nebenwirkungen oder Wechselwirkungen von Flavonoiden sind nicht bekannt und zudem unwahrscheinlich, da sie in großen Mengen auch in Nahrungspflanzen (Obst und Gemüse) vorkommen.

Bärlauchpesto ist einfach hergestellt, schmeckt köstlich und stärkt Immunsystem und Darmflora.

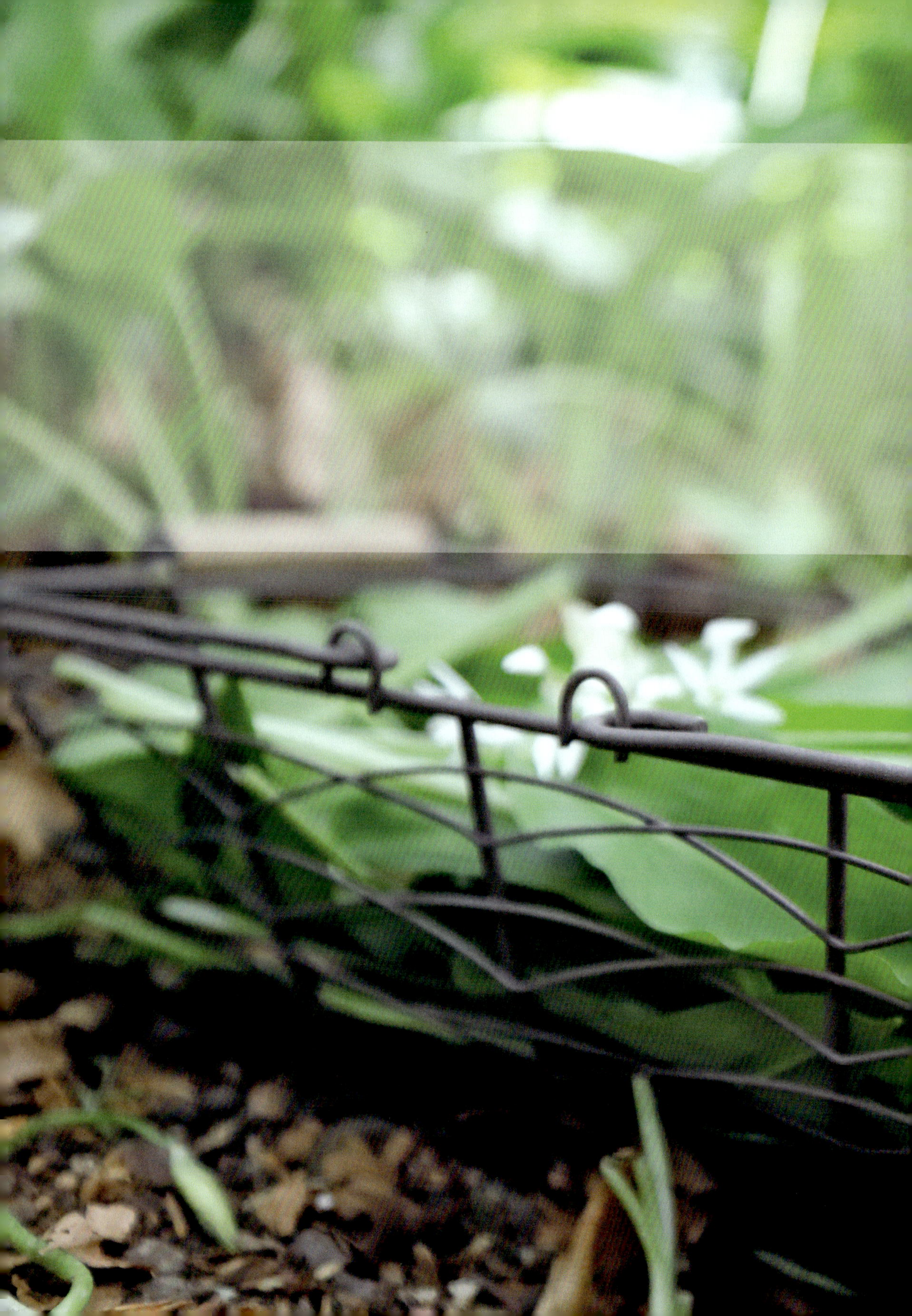

PFLANZENPORTRÄTS UND REZEPTE

gegen Viruserkrankungen

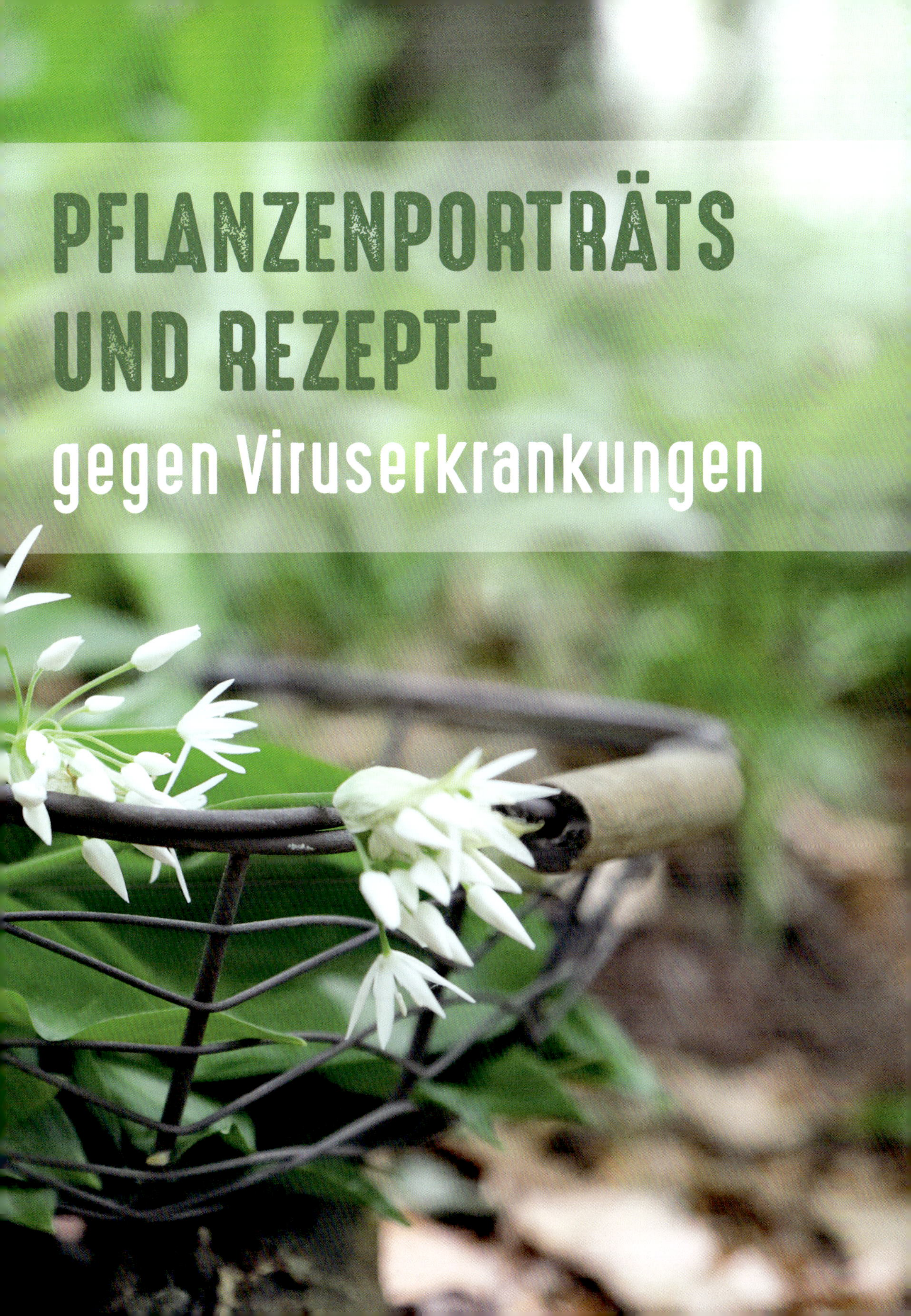

BÄRLAUCH *Allium ursinum*

Wenn im März und April die Laubwälder mit einer Knoblauchbrise durchzogen sind, dann ist Bärlauchzeit. Oft bilden sich riesige Teppiche in den feuchten, humusreichen und schattigen Auen und Laub- oder Mischwäldern. Das wilde Kraut steckt voller Vitalstoffe. Bereits die alten Germanen erkannten seine heilenden Eigenschaften. Bärlauch schützt die Gefäße vor Ablagerungen, befreit das Bindegewebe von Giftstoffen und hemmt Bakterien, Pilze und Viren im Wachstum. Als Kräutersammler sollten Sie das Wildgemüse erkennen. Verwechslungen mit giftigen Pflanzen kommen immer wieder vor.

Im Garten oder in der Natur

Eigentlich ist Bärlauch eine wildwachsende Waldpflanze. Unter den richtigen Voraussetzungen gedeiht sie aber auch im Garten. Das Lauchgewächs ist mit Knoblauch und Zwiebel verwandt. Aus einer kleinen Zwiebel treiben schon im Vorfrühling die ersten saftig-grünen, lanzettförmigen Blätter. Sie werden kaum mehr als 20 cm lang. Im Garten fühlt sich Bärlauch unter großen schattenspendenden Bäumen oder in einer halbschattigen Ecke wohl. Die reinweißen Blüten sind sternförmig angeordnet; Ende Mai zeigen sich dann die typischen Kapselfrüchte mit den Samen. Eine besondere Pflege braucht Bärlauch nicht, im Herbst können Sie ihn mit Laub mulchen. Einmal angewachsen, treibt er im Frühjahr wieder zuverlässig aus. Unter günstigen Voraussetzungen bildet er auch im Garten beachtliche Bestände.

Verwendete Teile, Ernte

Grundsätzlich dürfen Sie Bärlauchblätter und -blüten für den Eigenbedarf in öffentlich zugänglichen Parks und Wäldern sammeln und mit nach Hause nehmen. Eine Ausnahme bilden Naturschutzgebiete. Junge und saftige Blätter sind am schmackhaftesten und besitzen das volle Heilpotenzial. Je nach Region und Witterung beginnt Mitte März die Ernte. Im April dunkeln die Blätter nach und bekommen eine leichte Bitternote, ab Ende April beginnt oft schon die Blütezeit. Einige Quellen berichten, dass die Blätter ab Blühbeginn nicht mehr essbar seien. Es ist jedoch kein Teil der Pflanze giftig, egal zu welcher Jahreszeit. Trotzdem gibt es Gründe für die Ernte der Blätter vor der Blütezeit: Geschmack und Heilkraft sind dann einfach am höchsten. Zum Trocknen eignet sich Bärlauch eher nicht (siehe rechts).

Inhaltsstoffe

Die schwefelhaltigen Verbindungen (Alliin, das bei Verletzung des Pflanzengewebes durch Enzyme in Allicin umgewandelt wird) lassen ätherische Lauchöle entstehen. Weiter finden sich Flavonoide, Saponine, Polysaccharide, Chlorophyll sowie reichlich Vitamin C und Mineralstoffe (Magnesium, die Spurenelemente Eisen, Jod, Selen, Mangan).

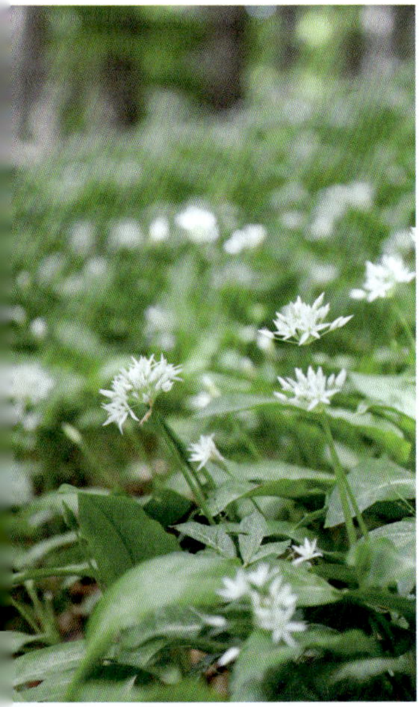

Bärlauch

Chlorophyll
ist ein grüner Pflanzenfarbstoff, der chemisch gesehen dem roten Blutfarbstoff Hämoglobin ähnelt. Beide transportieren Sauerstoff zu den Zellen. Chlorophyll hat mehrere positive Effekte. Beispielsweise schafft es ein Milieu, in dem sich Mikroorganismen nicht wohl fühlen, und neutralisiert freie Radikale, die als ursächliche „Mittäter" bei zahlreichen schweren chronischen Erkrankungen gelten.

Aus der Praxis

Nur frischer Bärlauch enthält alle heilbringenden Vitalstoffe. Möchten Sie Bärlauch ganzjährig verwenden, stellt sich die Frage der Konservierung. Trocknen ist theoretisch möglich, aber durch diesen Prozess gehen viel zu viele Inhaltsstoffe verloren. Etwa 2 Tage lassen sich die Blätter gut im Kühlschrank aufbewahren. Am günstigsten ist es, geschnittene Blätter in Öl einzulegen. Oder verwenden Sie die Blätter frisch als Würze für den Kräuterquark, die Kräuterbutter und andere kulinarische Leckereien.

Den im Wald gepflückten Bärlauch sollten Sie gründlich waschen. Ein Befall mit dem Fuchswandwurm ist möglich, wenngleich selten.

Antivirale Wirkung

Bärlauch wird seit Jahrhunderten in der Medizin verwendet. Die Altvorderen beobachteten, dass Bären nach dem Winterschlaf reichlich „Bär"-Lauch fraßen, und vermuteten, dass er die Tiere von Giftstoffen befreite und gleichzeitig neue Kräfte spendete. Gleich vorweg: Sie hatten recht. Die modernen pharmakologischen Untersuchungen haben viele der traditionellen Anwendungen bestätigt. Bärlauch hat ein hohes Potenzial zur Vorbeugung und Behandlung von Herz-Kreislauf-Erkrankungen sowie wachstumshemmende Eigenschaften gegenüber einer Vielzahl von Erregern: angefangen von Bakterien (Staphylokokken, darunter multiresistente Keime), Pilzen (mehrere Candida-Species, darunter auch Candida albicans), bis hin zu Parasiten (Eier von Spul- und Fadenwürmern).

Bärlauch-Zubereitungen wurden immer auch bei Atemwegserkrankungen verwendet, beispielsweise bei Asthma, chronischen Lungenerkrankungen (Emphysem) oder zur Schleimlösung bei Bronchitis. Als saisonale Pflanze hilft Bärlauch dem Immunsystem im Frühjahr auf die Sprünge, kann Erkältungskrankheiten oder der Grippe vorbeugen und bei bereits auftretenden Symptomen die Schwere des Ausbruchs verringern. Die Studienergebnisse zu den antiviralen Eigenschaften des Bärlauchs sind leider sehr dürftig. Glücklicherweise gibt es für seinen nahen Verwandten Knoblauch (siehe Seite 58) bedeutend mehr Forschungsmaterial. Es ist sehr wahrscheinlich, dass Knoblauch und Bärlauch in etwa das gleiche Heilpotenzial haben. Als wildes Naturprodukt könnte seine Heilwirkung sogar noch stärker sein als die des gezähmten Verwandten.

Hinweise

Jedes Jahr gibt es Vergiftungsfälle, da die Blätter des Bärlauchs auf den ersten Blick dem giftigen Maiglöckchen ähneln. Er soll auch schon mit dem nicht weniger giftigen Aronstab und der stark giftigen Herbstzeitlosen verwechselt worden sein. Ein intensiver Knoblauchduft nach dem Zerreiben der Blätter ist zwar ein sicheres Zeichen, dass es sich um Bärlauch handelt. Jedoch überträgt sich der an den Händen anhaftende Geruch auch auf das weitere Sammelgut. Im Zweifel besorgen Sie sich einen Bund Bärlauchblätter beim Marktstand auf dem Wochenmarkt.

Bärlauchprodukte sollten nicht gleichzeitig mit Selenpräparaten eingenommen werden. Selen erschwert die Verwertung des aktivierten Schwefels aus dem Bärlauch. Empfindliche Menschen berichten nach hoher Dosierung von Magenreizungen. Bei Langzeitanwendung bestehen vermutlich wie beim Knoblauch Wechselwirkungen mit blutverdünnenden Medikamenten (Aspirin, Warfarin).

REZEPTE mit Bärlauch

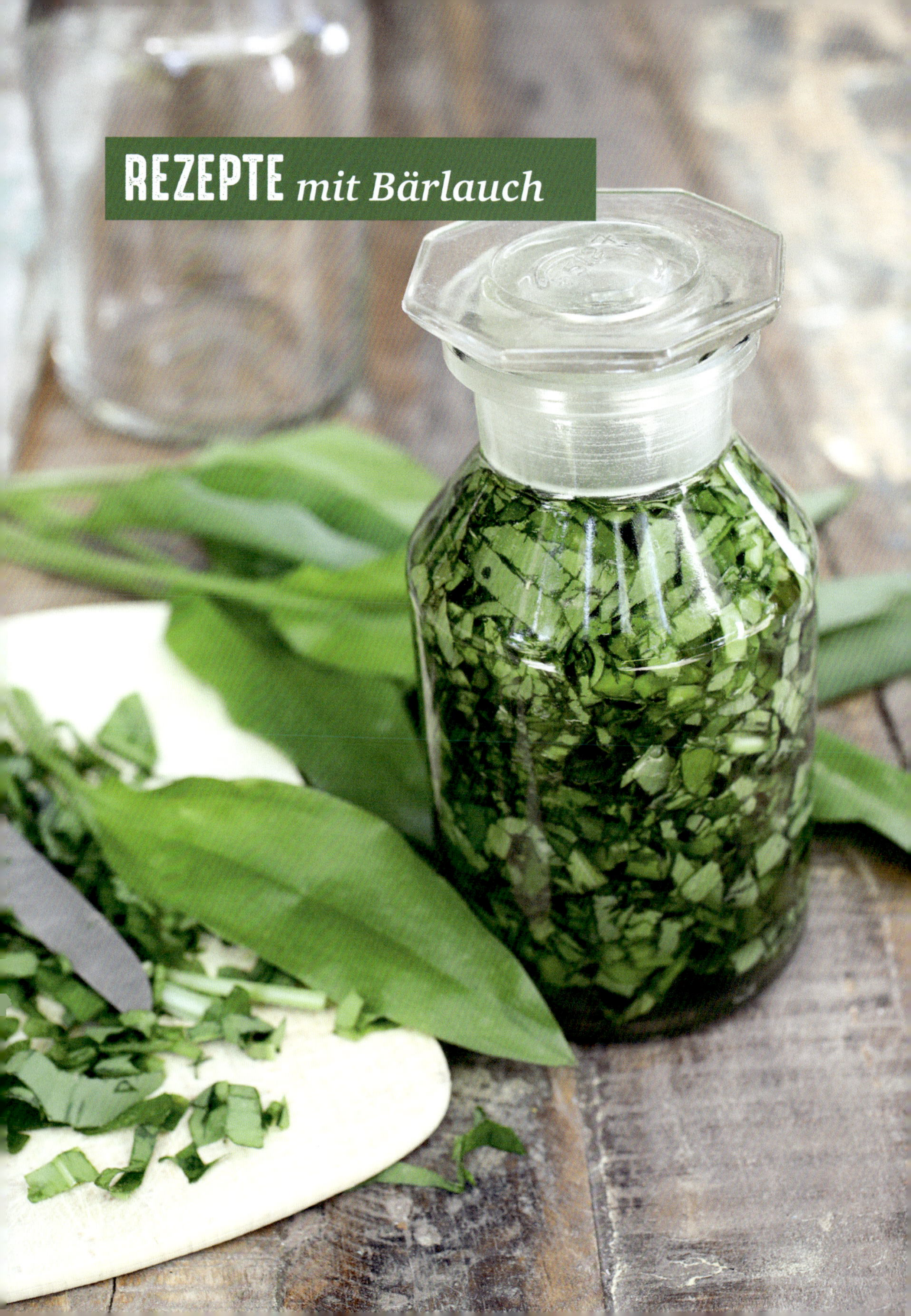

Immunstärkende Bärlauchkur

Stärkt die Abwehrkräfte im Frühjahr und senkt das Infektionsrisiko

Täglich bis zu einer Handvoll frischen Bärlauch über 4 Wochen genießen. Zahlreiche Rezeptvorschläge finden Sie in Kochbüchern oder online. Beispielsweise können Sie die Blätter als Salat (mit und ohne andere Wildkräuter wie Löwenzahn, Giersch) zubereiten oder diese unter den Kartoffelsalat mischen.

Bärlauch-Tinktur mit Alkohol

Anwendung zu Beginn einer Infektion oder zur Begleittherapie

Frische, gewaschene und grob zerkleinerte Bärlauchblätter in ein Schraubglas füllen, mit hochprozentigem Alkohol übergießen, bis alles bedeckt ist. Mindestens 2, besser 3 Wochen durchziehen lassen. Den Ansatz abseihen und in dunkle Tropfflaschen füllen. Davon bis zu 3-mal täglich 20 Tropfen zwischen den Mahlzeiten einnehmen. Die Tinktur ist bis zur nächsten Ernte haltbar.

Bärlauch-Tinktur ohne Alkohol

Stärkt das Immunsystem, die Darmflora, entgiftet und hält Viren und Bakterien in Schach

2 Handvoll frisch zerkleinerten Bärlauch mit 500 ml Apfelessig ansetzen. Zubereitung wie oben beschrieben. Die stärkste Wirkung erreichen Sie, wenn Sie 1 EL des Essigansatzes mit ½ Glas lauwarmen Wasser mischen und das Gemisch schluckweise vor dem Frühstück zu sich nehmen. Die Tinktur ist einige Monate haltbar.

Bärlauch-Tinktur ist recht lange haltbar.

Bärlauchpesto

- 2–3 Handvoll frischer Bärlauch
- 50 g Pinienkerne
- 50 g frisch geriebener Parmesan
- Salz aus der Mühle oder grobes Meersalz
- einige Spritzer Zitronensaft
- 500 ml Pflanzenöl (Raps-, Olivenöl)

Zunächst die Pinienkerne in einer Pfanne ohne Fett bei mittlerer Hitze anrösten. Von den Bärlauchblättern die Stiele entfernen, waschen und trockenschleudern (Wasser im Pesto verkürzt die Haltbarkeit). Das Wildgemüse grob hacken, mit Salz, Öl und den Pinienkernen in einen hohen Messbecher geben und je nach gewünschter Konsistenz pürieren. Zum Schluss Zitronensaft und geriebenen Parmesan unterrühren und abschmecken. Das Pesto in saubere Gläser füllen und mit einer Schicht Öl bedecken. Mit Nudeln, auf dem Brot oder einfach pur genießen.

Fertigpräparate: Bärlauch Konzentrat (Nature Power), Bärlauch-Essenz (BioProphyl), Schoenenberger Bärlauch Saft, Bärlauch Frischblatt Kapseln (Dr. Pandalis), Bärlauch-Extrakt Bio (GSE Vertrieb).

ENGELWURZ *Angelica archangelica*

Über die imposante Engelwurzstaude (Angelika) wird seit vielen Generationen eine Sage erzählt. Sie soll himmlische Schutzkräfte besitzen, da ein Engel sie in großen Notzeiten zur Erde gesandt habe. Einem frommen Einsiedler erschien sie im Traum als Mittel gegen die Pest. Wenngleich Übersinnliches und Wissenschaft oft im Gegensatz stehen, haben sich die Botaniker von der Legende inspirieren lassen. Angelika bedeutet Engel (lat. *angelicus* = Engel), archangelica = Erzengel. Die Engelwurz gilt als wahrer Allrounder in der Heilkunde und wird gebraucht bei Verdauungsstörungen, Lymphdrüsenschwellungen oder wenn Feuchtigkeit und Schleim in der Lunge sitzen.

Im Garten oder in der Natur

Die Engelwurz ist in den nordeuropäischen Ländern zu Hause. Älteste Schriftzeugnisse stammen aus Skandinavien, Island und Grönland. Angelika kommt bei uns wildwachsend vor allem an der Ostseeküste und im Riesengebirge vor und bevorzugt Ufersäume, feuchte Wiesen und Berghänge. Häufiger wird sie jedoch in Gärten gezogen, aus denen sie hin und wieder verwildert. Seit dem Mittelalter ist sie fester Bestandteil der Kloster- und Bauerngärten. Mit 2–3 Meter Höhe ragt sie über alle anderen Heilpflanzen und Kräuter hinaus. Sie verankert sich mit einer rübenartigen Wurzel in der Erde und bildet von Juli bis September große Doppeldolden, die sich aus vielen kleinen, cremefarbenen bis grünlichen Blüten zusammensetzen.

Engelwurz

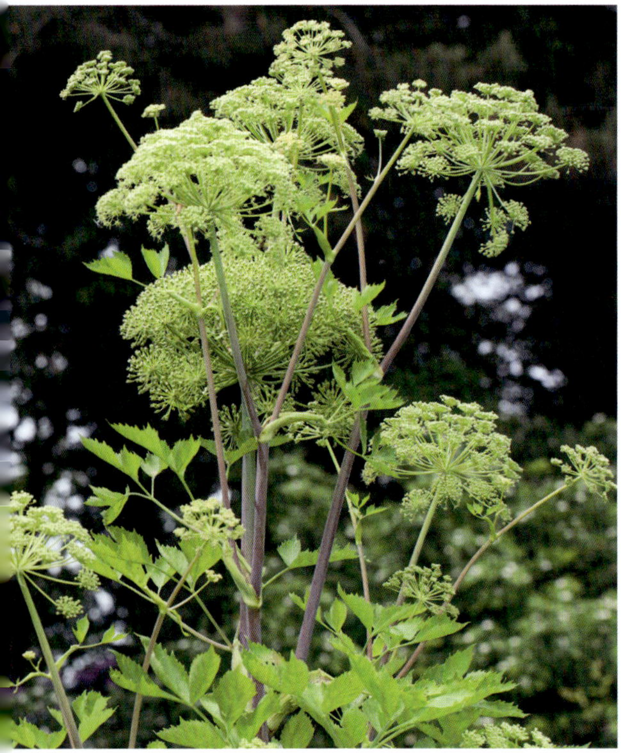

Wählen Sie einen sonnigen Standort im Garten, der in den vorherigen Jahren nicht mit Doldenblütengewächsen besiedelt war – damit beugen Sie einem Schädlingsbefall vor. Damit die Engelwurz gut gedeihen kann, braucht sie ausreichend Nährstoffe, Humus und eine frisch-feuchte Erde. Angelika ist vollkommen winterhart und übersteht Temperaturen von −30 °C und mehr, stirbt jedoch nach der Blüte und dem Fruchten ab.

Verwendete Teile, Ernte

Als Faustregel für die Ernte gilt: Steht die Pflanze in der Blüte, ist die Qualität von Blättern, Stängeln und Wurzel minderwertig. In der Heilkunde ist nur die Wurzel von Bedeutung, in der Küche werden vor allem die Stängel, manchmal auch die Früchte gebraucht. Sie können die Wurzel im Frühjahr oder Herbst ernten. Dazu die Wurzel 2-jähriger Pflanzen ausgraben, waschen, der Länge nach spalten und sorgfältig trocknen. Ein Backofen oder Kachelofen mit Resthitze unter

50 °C eignet sich dafür. Vorsicht: Kennen sollten Sie die Pflanze schon genau, denn es besteht Verwechslungsgefahr mit sehr giftigen Pflanzen wie dem Wasserschierling oder dem Bärenklau!

Inhaltsstoffe

Wichtigste Komponente der Wurzel ist ätherisches Öl mit α- und β-Pinen, β-Phellandren und Limonen. Weiter sind Bitterstoffe, Gerbstoffe, mehr als 20 Cumarine und reichlich Furanocumarine (Angelicin, Archangelicin), Harze, Stärke, Phenolcarbonsäuren und Sitosterol enthalten.

Pinene
sind häufige Bestandteile ätherischer Öle. Sie verströmen einen herben Geruch und sind in vielen Nadelhölzern oder Kräutern (Bohnenkraut, Rosmarin) vorhanden. In einer Studie konnte die antivirale Aktivität von β-Pinen gegenüber Herpes-simplex-Viren nachgewiesen werden. Vermutlich sind jedoch noch andere Inhaltsstoffe der Engelwurz gegen Viren wirksam.

Aus der Praxis

Vor allem in den skandinavischen Ländern werden die teils armdicken, hohlen Stängel als Gemüse zubereitet, gemahlen als Gewürz verwendet oder als kandierte Süßigkeit verzehrt. Im April und Mai können Sie junge Stängel und Blattstiele als Gemüse zubereiten, die mittleren Stiele können mit Zucker zu Konfekt eingekocht, die Wurzelstücke in Pfannkuchenteig getaucht und ausgebacken werden. Mit Angelikasamen würzten vor allem Mönche gerne Liköre, und bis heute wird die Wurzel zur Herstellung von Kräuterlikören und Bitterschnäpsen (Benediktiner, Chartreuse, Boonekamp) gebraucht.

Wenn Sie die Stängel kandieren möchten, gibt es hier noch ein Rezept von mir: 2 Handvoll junge Stängel ernten und kleinschneiden. Die dickeren Stängelanteile schälen und eventuell der Länge nach halbieren. 1 l Wasser mit 500 g Zucker vermischen, das Gemisch so lange kochen, bis sich der Zucker auflöst, die Stängelteile zugeben und etwa 1 Stunde im Sud köcheln lassen. Dann den Herd ausschalten und das Pflanzen-Zucker-Gemisch über Nacht durchziehen lassen. Am Morgen die Stängel herausnehmen, gut abtropfen lassen, auf Backpapier legen und in Puderzucker wälzen. Bei Zimmertemperatur mindestens 2 Tage trocknen lassen. Erst wenn sie durchgetrocknet sind, zur Aufbewahrung in ein geschlossenes Gefäß geben.

Antivirale Wirkung

Vielleicht ist Ihnen die Engelwurz als Verdauungspflanze bekannt, wird sie doch häufig bei krampfartigen Magen-Darm-Beschwerden, Völlegefühl oder Blähungen gebraucht. Ihre volkstümliche Bezeichnung Brustwurz lässt jedoch schon erahnen, dass sie auch bei Atemwegsinfekten hilfreich ist. Sie ist vor allem im Anfangsstadium einer Erkältungskrankheit nützlich, wenn

Schleim und Feuchtigkeit in der Lunge und den Nebenhöhlen sitzen und die Glieder schmerzen. Richtig dosiert ist ein Balsam aus der Engelwurz ein beliebtes Mittel, um Kindern das Atmen zu erleichtern.

Die traditionellen Anwendungen wurden in den letzten Jahrzehnten durch Forschungsergebnisse unterstrichen. Ätherische Öle und Flavonoide besitzen eine Vielzahl antimikrobieller Inhaltsstoffe, was Erregern von Infekten der Atemwege und auch jenen, die einen infektiösen Durchfall verursachen, den Garaus machen. Einige Cumarine entspannen die glatte Muskulatur, sodass Bronchien, Magen, Darm und Galle weniger krampfen und schmerzen. Zudem haben die Cumarine ein antivirales Potenzial. Aufgrund von Laborergebnissen ist die Wirkung gegen das Herpes-simplex-Virus vom Typ 1 bestätigt. Bis heute werden Engelwurz-Zubereitungen in der TCM auch bei Gürtelrose (Herpes zoster) verwendet. Möglicherweise sind hier die antimikrobiellen Substanzen wirksam, die Engelwurz gilt jedoch auch als ein Mittel, das die Nerven schützt – welche bei Zoster angegriffen werden.

Wer in alten Kräuterbüchern blättert, wird häufig Hinweise finden, dass die Engelwurz bei schweren epidemischen Krankheiten gebraucht wurde. So steht in den Überlieferungen, dass man sie während der Pestepidemien verwendete, um sich vor Ansteckung zu schützen. Im Mittelalter galt sie gar als Wunder- und Allheilmittel und war deshalb bedeutender Bestandteil von Lebenselixieren wie dem Theriak. Inwieweit Angelika-Zubereitungen bei schweren Epidemien wirklich hilfreich waren, darüber lässt sich nur spekulieren. Als auswurfförderndes, krampflösendes und antimikrobielles Heilkraut hat Engelwurz jedoch einen festen Stellenwert bei der Behandlung von Nebenhöhlenentzündungen, Bronchitis, grippalen Infekten bis hin zur Echten Grippe. Angelika ist ein Heilkraut für Menschen, die leicht frösteln, da sie Wärme in den Körper bringt. Zudem lassen Einreibungen geschwollene Lymphknoten abschwellen. In Zeiten von Infekten ist das Lymphsystem häufiger überlastet, was sich als Lymphknotenschwellung zeigen kann. Engelwurz stärkt auch die Psyche. Ein Elixier (siehe Fertigpräparate) kann Sie in Situationen wieder aufrichten, wenn Belastungen und Sorgen zu viel werden.

Hinweise

Vor allem bei der Pflege, beim Pflanzen und der Ernte sollten Sie Handschuhe tragen, da der Pflanzensaft Hautreaktionen verursachen kann. Je nach Hauttyp, individueller Empfindlichkeit und vor allem bei starker Sonneneinstrahlung kann es – ausgelöst durch die Furanocumarine – zu brennender Haut bis hin zu Blasenbildung kommen. Tragen Sie also Handschuhe, wenn Sie mit der Engelwurz hantieren. Zudem sollten Sie für die Dauer von Engelwurz-Anwendungen auf längere Sonnenbäder und generell auf intensive UV-Bestrahlung verzichten.

Engelwurz-Produkte dürfen wegen ihrer durchblutungsanregenden Eigenschaften in der Schwangerschaft sowie bei Magen- oder Darmgeschwüren nicht verwendet werden.

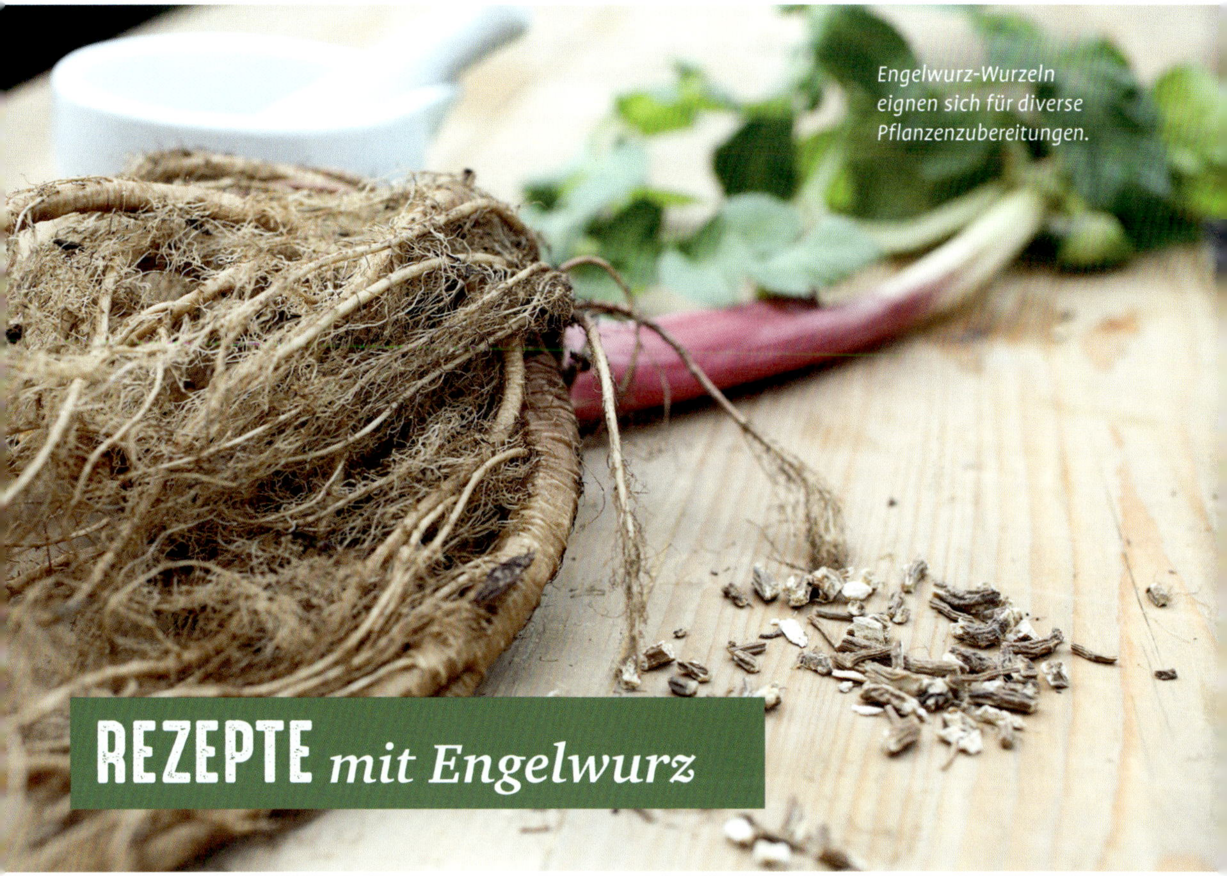

Engelwurz-Wurzeln eignen sich für diverse Pflanzenzubereitungen.

REZEPTE mit Engelwurz

Engelwurztee

Wärmend, antimikrobiell

1 TL (1,5 g) Angelikawurzel mit einer Tasse kaltem Wasser übergießen. Bringen Sie die Mischung langsam zum Köcheln. Jetzt die Flamme abstellen und den Tee 10 Min. ziehen lassen. Danach die Wurzelanteile abseihen.

Die Tagesdosis für Erwachsene beträgt 4,5 g getrocknete Angelikawurzel, bei Kindern zwischen dem 4. und 10. Lebensjahr 2–3 g, zwischen 10.–16. Lebensjahr 3–4 g.

Engelwurz-Tinktur

Stärker wirkende Alternative zum Tee, nur für Erwachsene

20 g getrocknete Wurzelstücke in ein gut verschließbares Glas geben, mit 100 ml hochprozentigem Kornschnaps übergießen, den Ansatz 2 Wochen in die Wärme stellen und das Glas täglich wenden. Danach die Tinktur abfiltern und in eine dunkle und verschließbare Flasche füllen. Bei Bedarf 20–40 Tropfen in einem Glas Wasser lösen und schluckweise trinken.

Schleimlösende und durchwärmende Engelwurzsalbe

Für Groß und Klein (ab dem 4. Lebensjahr)

- 2 EL getrocknete Wurzelstücke oder 4 Tropfen ätherisches Engelwurzöl
- 100 ml Pflanzenöl (Olivenöl, Sonnenblumenöl, Mandelöl)
- 15 g Bienenwachs
- 5 g Kakaobutter

Die Wurzelstücke in das Pflanzenöl einrühren und auf einer Herdplatte bis maximal 60 °C erwärmen, keinesfalls kochen lassen. Den zugedeckten Topf zum Abkühlen beiseitestellen. Diesen Vorgang mehrmals wiederholen, bis das Öl nach Engelwurz duftet. Dann die Wurzelstücke abseihen. Alternativ können Sie auch wenige Tropfen ätherisches Öl mit dem Pflanzenöl vermischen. Eine Wärmezufuhr ist hier weder notwendig noch nützlich.

In ein zweites Töpfchen das Bienenwachs und die Kakaobutter geben und nur soweit erwärmen, bis das Wachs schmilzt. Dann den Ölauszug hinzufügen und alle Zutaten gut verrühren. Die nun fertige Salbe auf mehrere kleine Döschen verteilen und kühl und dunkel lagern.

Anwendung: 2-mal täglich in den Bereich der Nebenhöhlen, Wangen, Kieferwinkel oder auf die Brust einreiben und auch auf geschwollene Lymphknoten auftragen.

Kleiner Tipp
Die Engelwurzsalbe hilft auch auch bei Rheuma und Gelenkschmerzen sowie aufbauend bei allgemeiner psychischer Schwäche.

Räucherung mit der Wurzel und dem Kraut

Um keimbelastete Räume zu reinigen, verwenden Sie getrocknete Wurzelstücke und Blätter. Die Duftnote ist würzig, angenehm, aromatisch. Das Räuchern mit Räucherkohle ist heute die beliebteste Methode. Deren Handhabung ist relativ einfach, da sie sich leicht entzündet und beim Durchglühen eine gleichmäßige Temperatur erreicht. Für kleine Räume genügt die Menge an Pflanzenmaterial, die zwischen Daumen und Zeigefinger passt.

Fertigpräparate: Angelikawurzel Bio (Kräuter Kontor), Angelikawurzel bio ätherisches Öl (Primavera), Angelikawurzel Tee (Klenk), Archangelica comp. Salbe (Weleda), Engelwurz Kräuterelixier (Seewald).

FÄRBERWAID *Isatis tinctoria / indigotica*

Färberwaid wurde bei uns schon im Altertum angebaut. Bis ins 18. Jahrhundert gehörte er zu den bedeutenden Färbepflanzen für Stoffe und Wolle. Geschnitten, getrocknet, gemahlen und mit Wasser zu Brei vermengt, ergibt das Kraut ein Farbbad, das zu färbende Textilien zunächst gelb und später durch Oxidation unter Luftsauerstoff blau werden lässt. Als Heilkraut finden wir ihn in den sehr alten Kräuterbüchern. Für die moderne Pflanzenheilkunde hat er in der Traditionellen Chinesischen Medizin (TCM) und bei einigen amerikanischen Kräuterexperten Bedeutung, die europäischen Heilpflanzenkundigen verwenden ihn wegen seiner leicht giftigen Substanzen bislang nur sehr vorsichtig.

Im Garten oder in der Natur

Isatis ist ein 40–100 cm hohes Kreuzblütengewächs und gehört somit zur gleichen Pflanzenfamilie wie Meerrettich, Senf oder Barbarakraut. *Isatis* sieht dem Barbarakraut auch ähnlich. Es ist ein zweijähriges, graugrünes Kraut, das Sie in den Garten pflanzen können (Saatgut bekommen Sie im Fachhandel) und in der Natur eher selten antreffen. Einmal angewachsen, sät sich das Kraut von selbst wieder aus.

Sein natürliches Vorkommen sind Feldraine, Ödland und Wegränder in Osteuropa und Westasien. Die Aussaat erfolgt im Herbst. *Isatis* bevorzugt sonnige bis halbschattige Plätze, tiefgründige nährstoffreiche Böden und blüht erst im zweiten Jahr mit gelben, 4-zähligen Blüten. Die unteren, eiförmigen Laubblätter bilden eine Rosette, die oberen Laubblätter sind länglich, die Frucht bildet ein Schötchen, das einen oder zwei Samen enthält.

Färberwaid

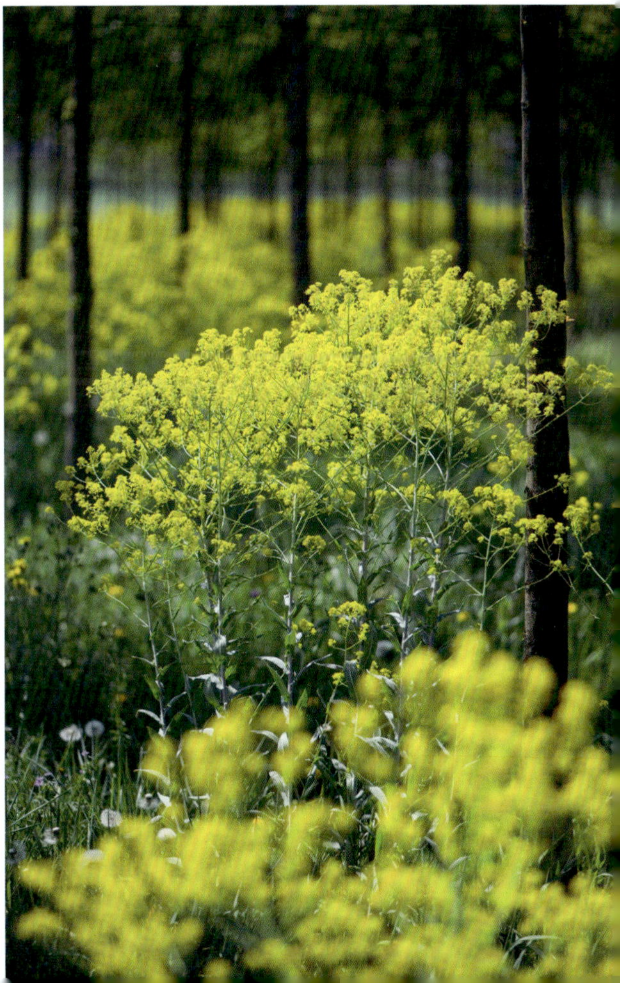

Verwendete Teile, Ernte

Getrocknetes blühendes Kraut, das etwa 5–10 cm oberhalb des Bodens geschnitten wird. Die Wurzeln im Herbst ernten, säubern, trocknen, in kleine Stücke hacken und in dunklen Gläsern aufbewahren.

Inhaltsstoffe

Bislang konnten mehrere Dutzend flüchtige und nicht flüchtige Inhaltsstoffe in den Blättern, den Blüten und der Wurzel von *Isatis* nachgewiesen werden, darunter Indolalkaloide, Glucosinolate (Glucobrassicin), Sitosterol, Tryptophan, Polysaccharide, Carotinoide und Gamma-Linolensäure.

Glucobrassicin
ist ein Glucosinolat / Senfölglycosid, eine schwefel- und stickstoffhaltige Verbindung, die auch im Brokkoli vorkommt. Es hat antimikrobielle Eigenschaften und neutralisiert Giftstoffe im Körper. Der Begriff „antimikrobiell" bedeutet nichts anders als: gegen Mikroorganismen gerichtet. Somit wirken antimikrobielle Substanzen gegen Bakterien, Pilze und auch Viren.

Aus der Praxis

Als gängiges Heilmittel muss sich *Isatis* in der westlichen Kräuterheilkunde erst noch etablieren. Durch die zunehmenden Forschungsberichte und Anwendungserfahrungen aus der TCM bekommt es immer mehr Aufmerksamkeit.

Antivirale Wirkung

Isatis ist ein traditionelles Heilmittel, das zur Behandlung verschiedener bakterieller und viraler Infektionen verwendet wird. Vornehmlich um Atemwegserkrankungen, grippale Infekte und Magen-Darm-Infekte zu behandeln. Die Pflanze hat entzündungshemmende, schmerzlindernde, fiebersenkende und immunmodulatorische Eigenschaften, stimuliert oder hemmt also unser Immunsystem. Sie eignet sich nur für das Akutstadium von Infekten, die gleichzeitig mit hohem Fieber verbunden sind. Die Studienergebnisse zeigen eine hemmende Wirkung auf mehrere virale Erreger, darunter auch SARS-Coronaviren, Influenza-A-Viren, Schweinegrippeviren oder Hepatitis-B-Viren. Einige Autoren beschreiben *Isatis* gar als Breitspektrum Antivirenmittel, da es die Viren beziehungsweise ihre Nukleinsäuren irreversibel schädigt oder inaktiviert, zudem in den viralen Vermehrungszyklus eingreift sowie die Virenanheftung an die Zellen verhindert.

Ergebnisse weiterer Studien zeigen, dass Färberwaid-Zubereitungen die Gesamtzahl der weißen Blutkörperchen und hierbei insbesondere der Lymphozyten erhöht, was darauf schließen lässt, dass die Pflanze die immunologische Abwehr erhöht. Zudem haben die Senfölverbindungen eine Wirkung gegen Bakterien, krankmachende Pilze und eben auch Viren. Gerade die Senfölverbindungen sind etwas hitzeempfindlich, sodass die Teezubereitung eine geringere Wirkkraft hat als die alkoholische Tinktur.

Hinweise

Isatis enthält Indolalkaloide (eine größere Stoffgruppe, die einerseits wirksame Arzneien hervorbringt, anderseits bei geringster Überdosierung giftig wirken kann), weshalb alle Anwendungen nur im Akutfall erfolgen dürfen und die Anwendungsdauer auf drei Tage begrenzt werden sollte. *Isatis* ist ein Mittel für kräftige Naturen und sollte nicht von konstitutionell schwachen Menschen eingenommen werden. Für Kinder, Schwangere und Stillende können die Anwendungen wegen fehlender Datenlage ohnehin nicht empfohlen werden; dies gilt auch für Menschen, die leicht frösteln oder gerade an Schüttelfrost leiden. Übelkeit und Erbrechen zählen zu den gelegentlichen Nebenwirkungen.

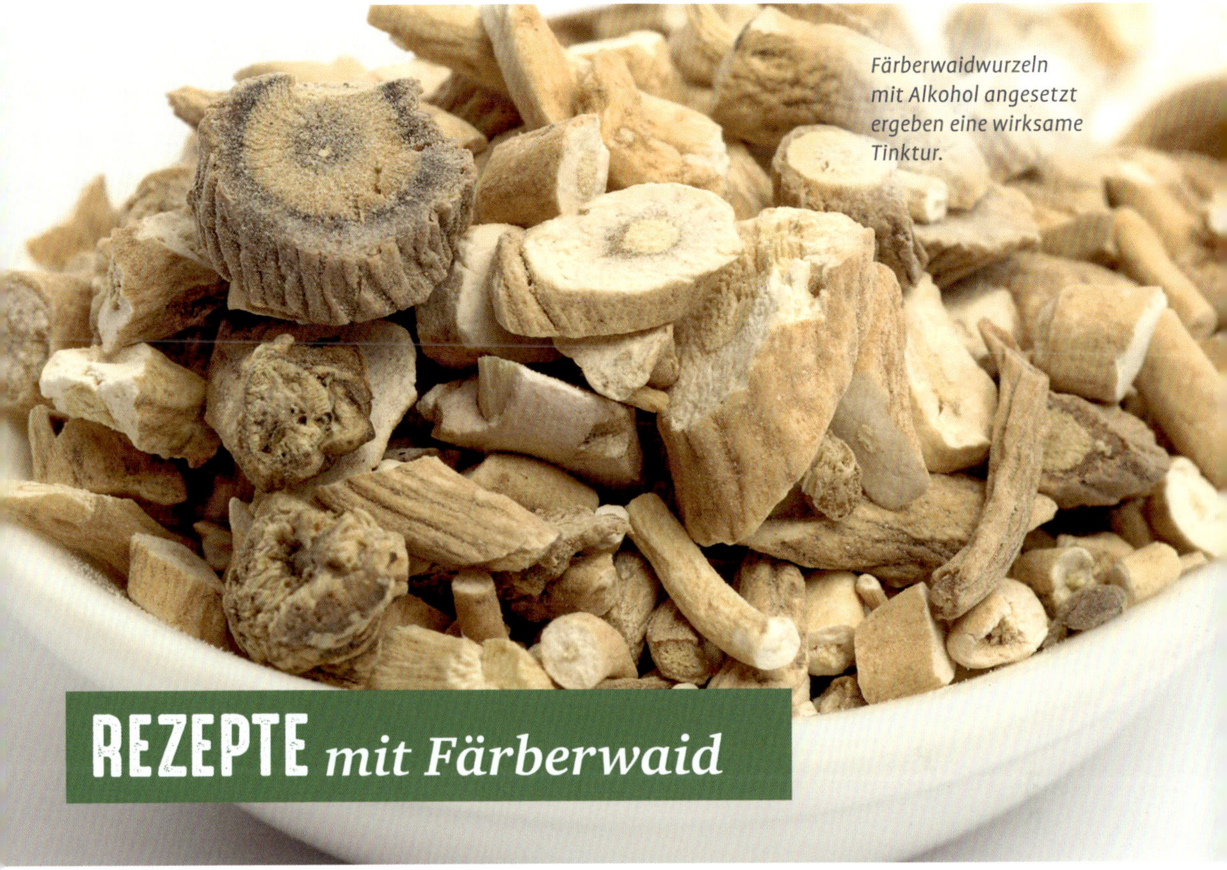

Färberwaidwurzeln mit Alkohol angesetzt ergeben eine wirksame Tinktur.

REZEPTE *mit Färberwaid*

Färberwaid-Tee

Zum Gurgeln bei Racheninfektionen mit gleichzeitigem Fieber und zur inneren Anwendung im Akutstadium viraler Erkrankungen

1–2 g getrocknetes Kraut mit 1 Tasse siedendem Wasser übergießen, nach 10 Minuten abseihen und schluckweise trinken oder zum Gurgeln verwenden. Nicht mehr als 3 Tassen täglich davon trinken.

Färberwaid-Tinktur

Zur Kurzzeitanwendung bei akuten viralen Infekten, begleitet von hohem Fieber

1 Teil getrocknete und gemahlene Wurzel mit 5 Teilen 25%igem Alkohol ansetzen, 14 Tage ausziehen lassen, dann die festen Bestandteile absieben. Die fertige Tinktur in Braunglasflaschen füllen und beschriften. Sie ist etwa ein halbes Jahr haltbar. Davon nicht mehr als 20 Tropfen 3-mal täglich in etwas Wasser gelöst einnehmen.

Fertigpräparate: Sind in Deutschland derzeit nicht erhältlich.

HOLUNDER *Sambucus nigra*

Hollerbüsche zählen seit jeher zu den beliebtesten Haus- und Hofpflanzen. In alten Zeiten waren sie die Hausapotheke der Bauern. Jeden Pflanzenteil, also Rinde, Beeren, Blatt und Blüten, nutzten unsere Vorfahren für Heilzwecke. Holunder-Zubereitungen galten oft sogar als Garant für Gesundheit und ein langes Leben. Kein Wunder also, dass uns der Holunder in Sagen und Märchen wie in „Frau Holle" wieder begegnet und er bis heute einen Hauch von Mystik verbreitet. In unseren Zeiten werden in der Heilkunde nur noch die Blüten und Beeren verwendet. Während die Blüten als Tee bei Fieber und Erkältungskrankheiten verabreicht werden, vitalisieren die Zubereitungen aus den Beeren.

Im Garten oder in der Natur

Wenn Sie keinen eigenen Holunder im Garten haben, können Sie die Blüten und Beeren (botanisch gesehen sind es übrigens Steinfrüchte) einfach in der freien Natur pflücken. Holundersträucher und -bäume sind ein weit verbreitetes Wildobstgehölz. Ihre natürlichen Standorte sind Waldränder oder Lichtungen und sie wachsen gerne entlang von Bachläufen und in der Nähe von alten Scheunen oder verlassenen Höfen. Im Garten braucht er dementsprechend eine sonnige oder halbschattige Lage, nährstoffreiches, humoses Erdreich und einen Boden ohne Staunässe. Holundersträucher können ein ehrwürdiges Alter erreichen und bis zu 10 Meter in die Höhe wachsen. Buntlaubige Zierformen mögen zwar nett anzuschauen sein, sind jedoch für Heilzwecke nicht geeignet.

Verwendete Teile, Ernte

Der Großstrauch oder Baum hält sich für die Blüte und Fruchtreife nicht an fest vereinbarte Termine. Witterungsbedingungen, die Sonneneinstrahlung wie auch der Standort beeinflussen die Blütezeit erheblich. Meist präsentiert er um Johanni herum seine cremefarbenen Blüten, die an tellerförmigen Dolden wachsen. Die kurze Blühphase gilt als Übergangszeit vom Frühjahr zum Sommer. Am besten die ganzen Dolden mit der Schere abschneiden, an einem schattigen und luftigen Plätzchen trocknen, dann mit Daumen und Zeigefinger von den Stielen abstreifen und in dunklen Gefäßen aufbewahren.

Holunderbeeren reifen im Spätsommer / Frühherbst, sind herb im Geschmack und sehr gesund. Bitte ernten Sie nur reife Früchte. Sie sind nicht zum Rohverzehr geeignet, denn sie enthalten eine leicht giftige Substanz mit dem Namen Sambunigrin. Einmal in den Körper gelangt, kann sie Blausäure freisetzen und ist vor allem für Kinder gefährlich. Zudem dürfen Sie den Holunder nicht mit dem Zwerg-Holunder verwechseln. Beide Sträucher sehen sich ähnlich. Der giftige Zwerg-Holunder verrät sich durch einen unangenehmen bis widerlichen Geruch.

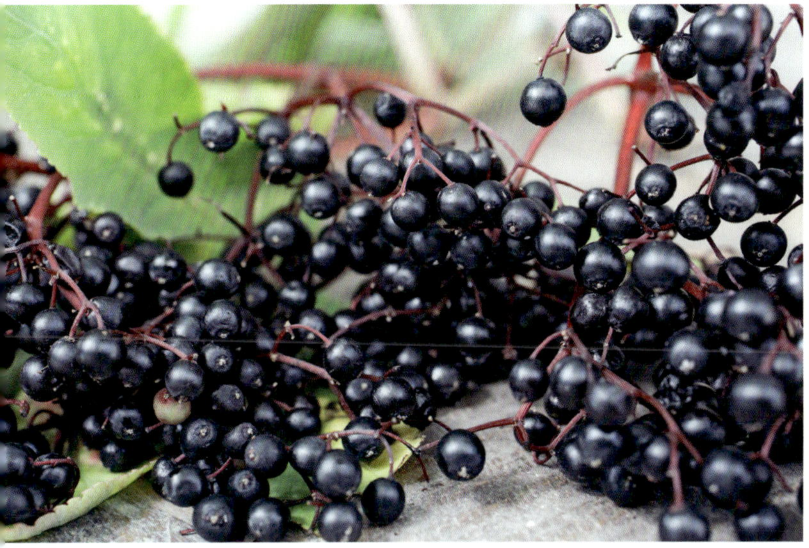

Holunderbeeren

Inhaltsstoffe

Blüten: Sekundäre Pflanzenstoffe wie Sambunigrin, Flavonoide (Rutin), etwas ätherisches Öl, Phenolsäuren, Triterpenoide, Gerbstoffe, Mineralstoffe.

Früchte: Vitamin A, B_1, B_2, Folsäure, reichlich Vitamin C, Mineralien und Spurenelemente, Bitterstoffe, Tyrosin, ätherisches Öl, organische Säuren, Zucker, Pektin, Flavonoide (Anthocyane).

Anthocyane
sind dunkle Farbstoffe, die in vielen Früchten vorhanden sind. Sie verleihen Heidelbeeren, Brombeeren und eben auch Holunderbeeren ihre dunkelrote bis dunkelblaue Farbe. Vermutlich zählen Anthocyane zu den stärksten Antioxidantien. Unter Laborbedingungen wurde festgestellt, dass Anthocyane vor freien Radialen schützen, Herz-Kreislauf-Erkrankungen vorbeugen können und gegen viele Schnupfen-, Erkältungs- und Grippeviren helfen.

Aus der Praxis

Holunderblütentee schmeckt angenehm aromatisch, weshalb ihn auch Kinder gut tolerieren. Für Holunderblüten gibt es auch einige Küchenrezepte. In vielen Regionen Deutschlands werden um Johanni gerne „Holunderküchlein" gebacken. Dafür wird ein zähflüssiger Pfannkuchenteig angerührt, die aufgeblühten Dolden durch den Teig gezogen und anschließend so lange in 175 °C heißem Butterschmalz ausgebacken, bis sie goldgelb sind. Wer's mag, kann die Holunderküchlein mit Puderzucker bestäuben. Am besten schmecken sie noch lauwarm mit einer Tasse Milchkaffee.

Antivirale Wirkung

Entzündungen, hartnäckige Verschleimungen der Atemwege, fieberhafte grippale Infekte, chronische Nebenhöhlenentzündungen, Heuschnupfen und trockener Husten (Raucherhusten) sind die Anwendungsgebiete für Holunderblüten-Zubereitungen. In traditionellen Heilsystemen werden sie zum Teil bis heute bei Scharlach, Masern, Windpocken, Pfeifferschem Drüsenfieber oder bei durch Herpes-Viren ausgelösten Erkrankungen verabreicht. Studien belegen antivirale Eigenschaften gegen den Grippeerreger vom Typ A und B. Dabei zeigte sich bei 93 % der Patienten schon innerhalb von zwei Tagen eine deutliche Verbesserung der Symptome (wie etwa Fieber), während in der Kontrollgruppe bei 91 % der Patienten erst nach 6 Tagen eine Linderung eintrat. Zunächst bewirken die Holunderblüten eine verstärkte Durchblutung und Wärmebildung. Das aktiviert die Abwehrzellen des Immunsystems. Schnell folgt dann eine schweißtreibende Wirkung. Diese führt zu einer Entgiftung über die Haut. Auch die Nieren kommen in Schwung und bilden mehr Urin, womit auch über diesen Weg eine vermehrte Ausscheidung von wasserlöslichen Giftstoffen erfolgt.

Holunderbeersaft ist eines der besten pflanzlichen Mittel zur Stärkung des Immunsystems. Mit einer 4-wöchigen Saftkur (2-mal täglich 100 ml) im Frühherbst lässt sich präventiv der ein oder andere Infekt verhindern. Auch bei den ersten Anzeichen eines grippalen Infekts können 2–4 Gläschen Saft mit je 100 ml täglich bei dem ein oder anderen die Erkrankung nochmal abwehren. Die in den dunklen Beeren enthaltenen Anthocyane (siehe Kasten) scheinen einige Viren daran zu hindern, dass diese die Wirtszellen befallen. Hat es Sie dann doch erwischt, können Sie die Saftkur mit einer Holunderblüten-Schwitzkur (siehe Rezepte) ergänzen. So erzielen Sie die bestmögliche Wirkung. Wenn dann der Infekt wieder abklingt, empfiehlt es sich, noch einige Tage je 1–2 Tassen Holunderblüten-Tee zu trinken, um einen Rückfall zu vermeiden. Weniger stark in seiner Wirkung als der Saft ist ein aus den Beeren zubereiteter Tee. Jene, die ihr Immunsystem fit halten möchten, profitieren vom kurmäßigen Verzehr eines Muses, das zugleich die Darmfunktion in Schwung hält.

Zusammenfassend haben Holunder-Zubereitungen folgende positive Eigenschaften bei viralen Erkrankungen: Sie treiben den Schweiß und senken damit das Fieber, stärken die Widerstandskraft des Immunsystems, erhöhen die Bronchialsekretion bei festsitzendem Schleim in den Nebenhöhlen und Bronchien und vermehren die Schleimbildung bei trockenem Husten. Angesichts der Tatsache, dass die Schulmedizin bei viralen Erkrankungen wenig überzeugende Heilmittel anbietet, sind Holunder-Zubereitungen eine wirksame und preiswerte Alternative.

Hinweise

Holunder-Zubereitungen sind ein vielerprobtes Heilmittel. Nebenwirkungen oder Gegenanzeigen sind bei richtiger Anwendung nicht bekannt. Der Verzehr roher oder ungenügend erhitzter Früchte kann zu Übelkeit und Erbrechen führen.

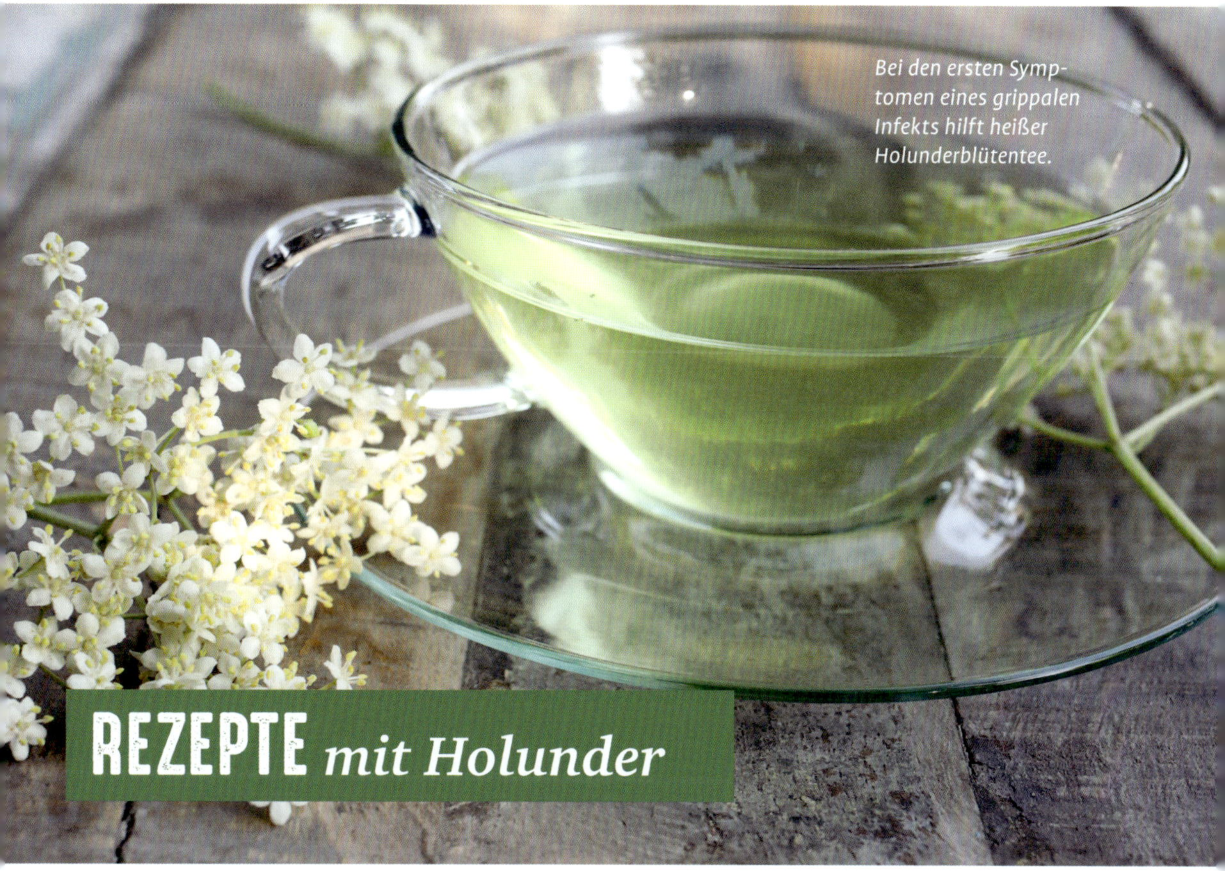

Bei den ersten Symptomen eines grippalen Infekts hilft heißer Holunderblütentee.

Schwitzkur mit Holunderblüten

Bei fiebrigen Infekten und bei den ersten Symptomen eines grippalen Infekts

2–4-mal täglich eine Tasse Holunderblütentee trinken. Dazu 2 TL getrocknete Holunderblüten mit einer großen Tasse (250 ml) siedendem Wasser überbrühen, 5 Minuten zugedeckt ziehen lassen, abseihen und möglichst heiß trinken. Die maximale Tagesdosis beträgt für Erwachsene 10–15 g, für Kinder von 1–4 Jahren 2–5 g, von 4–10 Jahren 5–10 g.

Wem die schweißtreibende Wirkung noch nicht ausreicht, der kann dazu ein warmes Fußbad nehmen (5 l warmes Wasser, dem 1 l starker Holunderblütentee zugesetzt wurde, Badetemperatur etwa 40 °C, Badedauer 15 Minuten) und sich im Anschluss warm eingepackt mit einem warmen Schlafanzug und Socken ins Bett legen. Die durchfeuchtete Wäsche immer wieder wechseln. Die Schwitzkur eignet sich nur für robuste Naturen. Für sehr kleine Kinder, schwache Menschen und für Menschen mit Herz-Kreislauf-Erkrankungen ist diese Anwendung nicht geeignet. Beste Zeit für die Durchführung der Schwitzkur ist der Spätnachmittag / frühe Abend.

Fiebersaft aus Holunderbeeren

2 kg frisch gepflückte, reife Holunderbeeren (ergibt ca. 1 l Saft) entstielen, waschen und tropfnass in einen Topf geben. Deckel drauf und bei mittlerer Hitze 10 Minuten sprudelnd kochen. Das Saft-Breigemisch entweder in die Flotte Lotte geben, alternativ durch ein feines Sieb oder Leinentuch passieren und den Saft in einer Schüssel auffangen. Den Saft nochmals in den Topf geben, 400 g Zucker dazugeben und erneut erhitzen, bis sich der Zucker aufgelöst hat. Wahlweise mit etwas Zitronensaft oder ½ TL Ceylonzimt abschmecken und noch heiß in saubere Schraubflaschen füllen. Die Haltbarkeit beträgt etwa 6 Monate.

Zur Vorbeugung und Nachbehandlung von Infekten: 1 Gläschen Holunderbeersaft trinken.

In der akuten Phase eines Infekts: 2–4 kleine Gläschen Saft trinken.
Den Saft können Sie in kleinen Mengen auch Kindern geben.

Tinktur aus Holunderblüten

Zur Stärkung des Immunsystems

1 Teil getrocknete Holunderblüten mit 5 Teilen Alkohol (Wodka oder Doppelkorn) übergießen. Das gefüllte Glas mehrmals wenden und 3 Wochen an einem dunklen Ort ausziehen lassen, danach abfiltern, in dunkle Braunglasflaschen füllen und beschriften. Zur Stärkung des Immunsystems und zur Vorbeugung grippaler Infekte 1 TL der Tinktur verdünnt mit Wasser einnehmen.

Beerenaufguss

Bei fiebrigen Erkältungskrankheiten

Etwa 10 g getrocknete Beeren mit einer großen Tasse kaltem Wasser ansetzen, 10 Minuten stehen lassen und bis zum Sieden erhitzen. Danach nochmals 10 Minuten ziehen lassen und abseihen. Davon mehrmals täglich eine Tasse trinken und einen Spritzer Zitronensaft hinzufügen.

Holundermus

Zur Immunstärkung

500 g vollreife Holunderbeeren mit 200 g Zucker oder Honig und 1 Esslöffel Mehl einkochen. Wenn die Masse zu zäh ist, noch etwas Wasser hinzufügen. Davon täglich ein kleines Schälchen als Kur über 2 Wochen genießen oder teelöffelweise auf eine angeröstete Brotscheibe streichen und mit etwas Zimt bestreuen. Im Kühlschrank gelagert ist das Mus einige Tage haltbar.

Fertigpräparate: Holunder-Muttersaft (Rabenhorst), Sambucol Schwarze Holunderbeere Immuno Forte-Saft, Schoenenberger Holunder-Saft, Holunderblüten-Tee (Bombastus), Holunderblüten-Tee im Beutel oder lose (Sonnentor), Bio-Holunderbeeren ganz (ApoFit).

INGWER *Zingiber officinalis*

Er ist scharf, wärmt und riecht nach Zitrone. Lange bevor die gesunde „Powerknolle“ ihren Siegeszug in den europäischen Küchen und Naturheilpraxen angetreten hat, wurde Ingwer in Asien als Gemüse, Gewürz und Heilpflanze geschätzt. Da er gut durchwärmt, ist er in der Traditionellen Chinesischen Medizin ein vielgenutztes Heilmittel bei Beschwerden, die durch Kälte hervorgerufen oder von Kälte begleitet werden. Auch moderne Wissenschaftler bestätigen, dass Ingwer besonders in der kalten Jahreszeit nützlich ist, wenn verstärkt virale Erkrankungen und Grippeviren grassieren.

Auf der Fensterbank

Alle Ingwergewächse sind in den Tropen und Subtropen beheimatet, weshalb die europäischen Gärten sich nicht für Anbauversuche eignen. Im Topf und auf einer sonnigen Fensterbank können Sie mit etwas Glück Ingwer selbst ziehen. Der beste Zeitpunkt dafür ist das Frühjahr. Sie brauchen dazu eine frische Knolle (bei der es sich botanisch gesehen um ein Rhizom handelt) mit Austriebsknospen (auch Augen oder Vegetationsknoten genannt). Diese über Nacht in lauwarmes Wasser legen. Zum Pflanzen benötigen Sie einen hohen Topf mit nährstoffreicher Pflanzenerde. Setzen Sie das Rhizom locker mit den Augen nach oben in die Erde und bedecken es mit etwa 2 cm Erde. Nun den Topf auf die warme und helle Fensterbank stellen, die Erde feucht halten und abwarten. Nach wenigen Wochen zeigt sich der erste Trieb. Seine Blätter haben eine lineal-lanzettliche Form, die gelben Blüten ordnen sich in einer kurzen Ähre an.

Ingwer

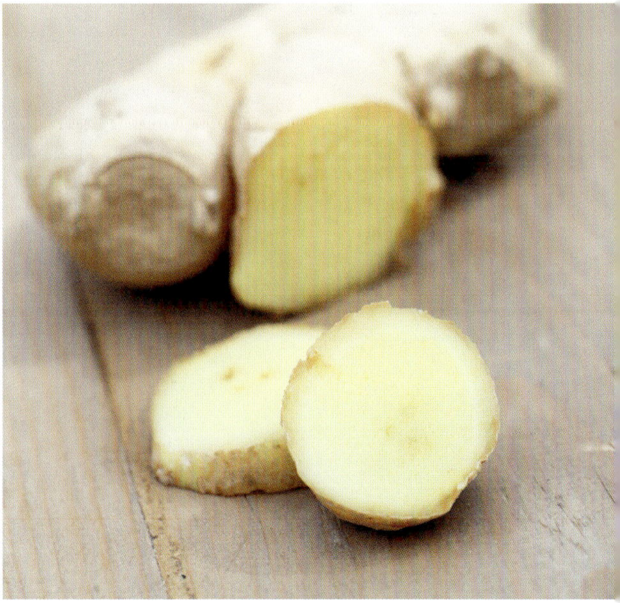

Verwendete Teile, Ernte

Etwa 9 Monate, nachdem sich der erste Trieb aus der Erde streckt, beginnt das Laub sich gelb zu färben. Dann ist es bald Zeit für die Ernte. Zunächst sollten Sie die Pflanze nur noch wenig, später gar nicht mehr gießen. Für Heilzwecke und in der Küche wird ausschließlich die „Knolle“ (botanisch also: das Rhizom) gebraucht.

Inhaltsstoffe

Das Rhizom enthält ätherische Öle (vor allem Zingiberen, Curcumen), Scharf-/Bitterstoffe (Gingerole und Shogaole), viel Stärke, Schleimstoffe sowie zahlreiche Vitamine (Vitamin C, B_6) und Mineralstoffe (Kalium, Kalzium, das Spurenelement Eisen).

Gingerole und Shogaole
sind wichtige Scharfstoffe aus dem Ingwerrhizom. In frischem Ingwer kommen hauptsächlich Gingerole vor. Erst durch Trocknung entstehen vermehrt Shogaole. Die antimikrobielle Wirkung des Ingwers wird nicht nur durch die ätherischen Öle begründet, auch für die Scharfstoffe haben Wissenschaftler eine antivirale Wirkung nachgewiesen. Zudem regen diese die Durchblutung der Schleimhäute an, was einen vermehrten Abtransport von Zelltrümmern bewirkt, die sowohl bei Entzündungsprozessen als auch bei der Abwehr von Keimen entstehen.

Aus der Praxis

Nicht ohne Grund findet sich Ingwer in der Küche seiner Heimatländer in so vielen Gerichten. Er regt den Appetit an und aktiviert die Verdauungsvorgänge. In den asiatischen Ländern schwört man bei grippalen Infekten auf Hühnerbrühe, die mit Ingwer verfeinert wird. Die Hühnersuppe ist auch ein beliebtes Hausmittel in der mitteleuropäischen Küche. Schon unsere Großmütter haben sie gekocht, als wir mit Husten, Fieber und Heiserkeit im Bett lagen. Wie so oft hat sich auch diesmal bestätigt, dass die Brühe Entzündungsprozesse hemmt, den Körper mit jeder Menge Mineralstoffe und Spurenelemente versorgt und insgesamt das Immunsystem stärkt. Eingeschlagen in ein feuchtes Tuch können Sie Ingwer gut zwei Wochen im Kühlschrank lagern.

Noch ein Tipp zum Konservieren: Liegt Ingwer einige Zeit an der Luft, trocknet er schnell aus. Eingelegt in Salzwasser oder trockenem Sherry können Sie ihn mehrere Monate lagern.

Antivirale Wirkung

Ingwer ist ein wärmendes Gewürz und Heilmittel und deshalb für jene Menschen von Vorteil, denen es an Körperwärme fehlt. Er erzeugt eine sanfte und langanhaltende wohlige Wärme, indem er die Durchblutung in den Organen steigert und generell die Gefäße weitet. Diese Eigenschaften helfen, wenn sich die nächste Erkältung ankündigt oder es generell an Körperwärme mangelt. Vor allem Frauen kennen das Phänomen ständig kalter Hände und Füße. Für hitzige Naturen ist Ingwer deshalb weniger geeignet. Auch regt er die körpereigene Immunabwehr an, indem er die Antikörperproduktion erhöht; er treibt den Schweiß, wirkt gegen eine Vielzahl von Keimen und verflüssigt zähflüssige Sekrete, wie sie bei Erkrankungen der oberen und unteren Atemwege vorkommen. Verdauungsstörungen, Übelkeit, Erbrechen und Schwindel sind weitere Indikationen für Ingwer-Anwendungen, und auch antiallergische, krebshemmende und immunmodulatorische Eigenschaften wurden bestätigt. Ingwer ist also ein Multitalent.

Die Kombination aus ätherischen Ölen und Scharfstoffen macht ihn zu einem besonders wirkungsvollen Heilmittel, wenn es darum geht, sich vor Angriffen durch Bakterien, Parasiten, Pilzen und Viren zu schützen. Bakterien wie Helicobacter pylori, Staphylokokken, Pseudomonaden und krankmachende Escherichia-coli-Stämme wie auch krankmachende Pilze (mehrere Candida-Stämme, Aspergillus, Fusarien) werden durch Ingwer im Wachstum gehemmt.

Zudem hat Ingwer ein hohes antivirales Potenzial. Zum einen richten sich verschiedene Ingwerwirkstoffe (Scharfstoffe und Bestandteile des ätherischen Öls) direkt gegen Viren, und zum anderen verringern sie deren Potenzial, in die Körperzelle einzudringen. Vor allem frischer Ingwer reduziert das Anhaften von RSV-Viren (Auslöser von Atemwegserkrankungen mit leichtem bis schweren Verlauf) wie auch von Rhinoviren (Auslöser von Schnupfen und grippalen Infekten) an das Atemwegsepithel. Generell sind Ingwer-Zubereitungen bei mit Frösteln verbundenen Erkältungskrankheiten zur Prävention und bei akuten Beschwerden das richtige Heilmittel. Viele Menschen trinken lindernden Ingwertee (Ingwerwasser) oder Ingwer-Shots, wenn eine Erkältung im Anmarsch ist, andere bevorzugen dafür eine Tinktur oder geben Ingwer mit in die Hühnerbrühe. Das Lutschen von Ingwer-Bonbons schützt die Mundhöhle als Eintrittspforte für Erreger und nach dem Gurgeln mit Ingwerwasser verschwindet das Kratzen im Hals oft schnell. Brustwickel mit Ingwer oder Ingweröl wärmen und befreien die Atemwege.

Ingwer kann aufgrund seiner traditionellen Anwendung als das Mittel der Wahl bei Erkältungskrankheiten bezeichnet werden. Ergebnisse aus Studien deuten jedoch auf ein noch breiteres antivirales Potenzial hin. Deshalb kann von einer hemmenden Wirkung gegen Humane Papillomaviren, das Epstein-Barr-Virus, Hepatitis-C-Viren und Herpes-simplex-Viren vom Typ 1 und 2 ausgegangen werden.

Hinweise

Ingwer ist ein scharfes Gewürz und bringt die Säfte in Fluss. Bei Überdosierung kann es die Schleimhäute reizen, was sich als Magenreizung oder Darmreaktion bemerkbar macht. Falls bei Ihnen Gallensteine diagnostiziert wurden oder Sie blutverdünnende Medikamente (Acetylsalicylsäure, Warfarin) einnehmen, sollten Sie vorab Ihren Arzt befragen. Ingwer ist generell nicht geeignet für Menschen, die an Sodbrennen, Hitzewallungen, starkem Bluthochdruck oder hohem Fieber leiden.

REZEPTE *mit Ingwer*

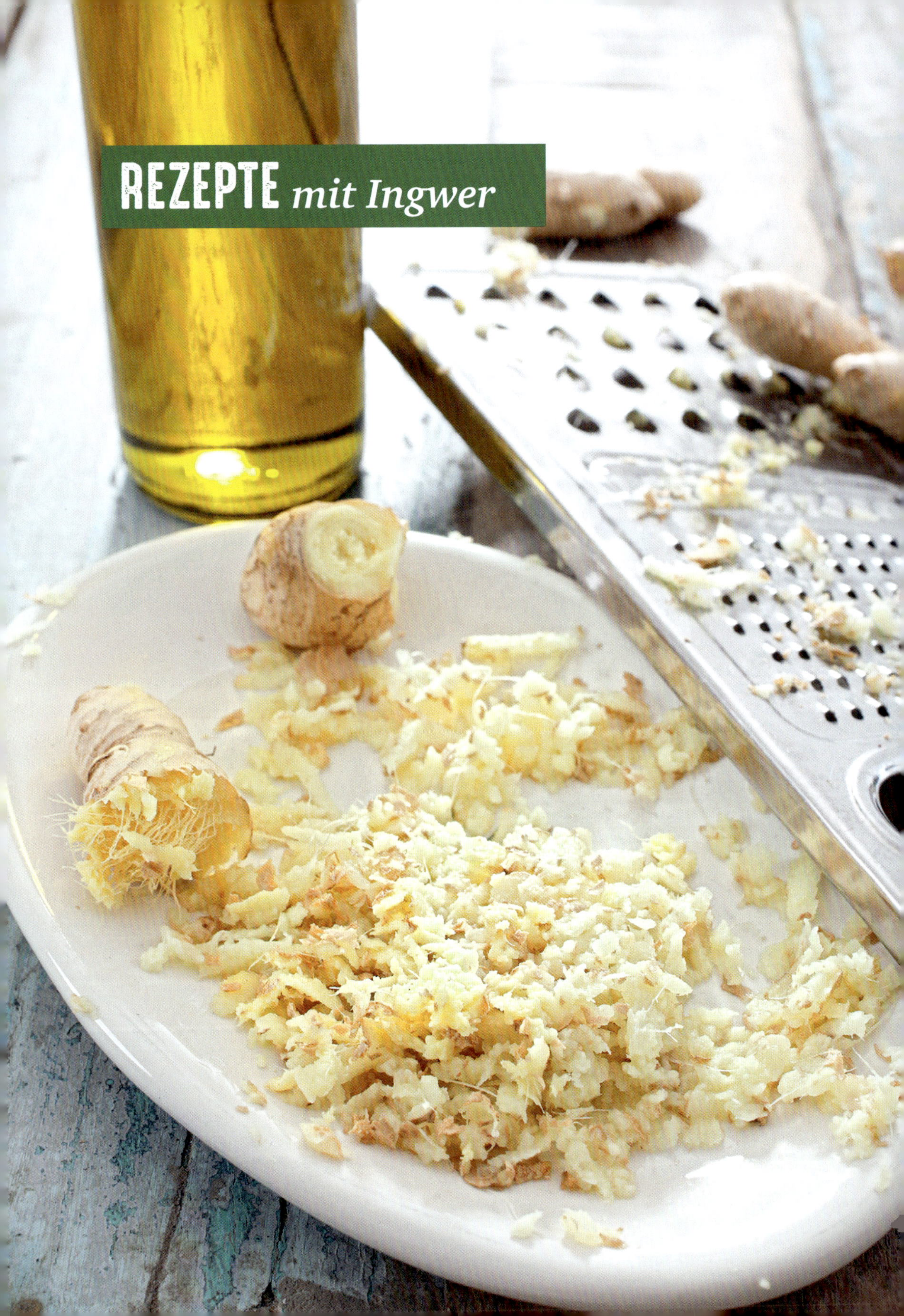

Ingwerbrühe

Bei ständigem Frösteln, beginnender Erkältung und um das Immunsystem fit zu halten

Zu ½ l kräftiger Fleisch-, Hühner- oder Gemüsebrühe entweder 2 große Messerspitzen gemahlenen, besser ½ TL frisch geriebenen Ingwer hinzufügen und das Gewürz vor dem Genießen 10 Minuten ziehen lassen. Die Brühe möglichst warm trinken; alsbald werden Sie eine angenehme Wärme im ganzen Körper fühlen.

Selbstgemachte Ingwer-Bonbons

Bei beginnenden Halsschmerzen und zur Ansteckungs-Prävention bei Aufenthalt in Menschenansammlungen

- 1 gehäuften EL frisch geriebenen Ingwer
- ½ Zitrone (Saft)
- 200 g Haushaltszucker
- 3 EL Honig
- 100–120 ml Wasser
- Eiswürfel- oder Eiskonfekt-Förmchen (vorzugsweise aus Silikon)
- etwas Puderzucker

Wasser, Zitronensaft, Ingwer und Honig in ein Töpfchen geben, unter Rühren etwa 10 Minuten einkochen lassen. Anschließend den Sud durch ein Teesieb filtern und 80 ml davon abmessen. Den Zucker in einer Pfanne auf mittlerer Hitze so lange erhitzen, bis er schmilzt. Die Pfanne vom Herd nehmen und vorsichtig den abgemessenen Sud einrühren. Nun die Pfanne wieder auf den Herd stellen und das Gemisch so lange köcheln lassen, bis eine hellbraune, zähflüssige Masse entstanden ist. Die so entstandene Bonbonmasse in die Silikon-Förmchen gießen und mehrere Stunden aushärten lassen. Anschließend aus den Förmchen drücken und in etwas Puderzucker wälzen, damit sie nicht zusammenkleben. Zum Aufbewahren in ein Schraubglas füllen und bei Bedarf lutschen.

Aus fein geraspeltem Ingwer lassen sich Ingwer-Bonbons herstellen.

Ingwerwasser

In Zeiten erhöhter Gefahr viraler Infekte

Sie können morgens 1 l Ingwerwasser für den ganzen Tag ansetzen. Ein daumengroßes Stück Ingwer waschen und in dünne Scheiben schneiden. ½ Bio-Zitrone ebenfalls waschen und in Scheiben schneiden. Inzwischen 1 l Wasser zum Kochen bringen und die Ingwer- und Zitronenscheiben mindestens 10 Minuten darin ziehen lassen. Wenn der Sud auf etwa 40 °C abgekühlt ist, noch mit etwas Honig nachsüßen, das Ingwerwasser in eine Thermoskanne abfüllen und über den Tag verteilt trinken.

Gurgelwasser

Bei Halsschmerzen und Schluckbeschwerden

Entweder Ingwerwasser (siehe oben) zum Gurgeln verwenden, je nach Schärfegrad das Ingwerwasser mit lauwarmem Wasser verdünnen. Oder alternativ 2 Tropfen ätherisches Ingweröl in ein Glas lauwarmes Wasser geben, gut verrühren und etwa 1 Minute damit im Rachenraum gurgeln. Das mit Keimen belastete Wasser anschließend ausspucken.

Ingwer-Tinktur mit Alkohol

Für Erwachsene bei Erkältungssymptomen ohne Fieber

Ein daumengroßes Stück Ingwerwurzel putzen, gegebenenfalls schälen, fein reiben und in ein sauberes Schraubglas füllen. Mit klarem Alkohol (Weizenkorn) auffüllen und das Glas fest verschließen. Mindestens 2 Wochen an der hellen Fensterbank stehen lassen und täglich schütteln. Je länger der Ansatz auszieht, desto mehr Inhaltsstoffe lösen sich. Danach den Ansatz abfiltrieren und in kleine Braunglasflaschen umfüllen. Beschriften und mit Datum versehen. Davon täglich bis zu 20 Tropfen gelöst in Wasser einnehmen. Die Tinktur ist etwa 1 Jahr haltbar.

Selbst gemachter Brustbalsam aus Ingweröl

Bei Husten und Bronchitis

Etwa 90 % der Verursacher von Husten und Bronchitis sind Viren. Ein Brustwickel wärmt und durchblutet den Brustbereich, erhöht die Bildung von Antikörpern und stärkt die Immunabwehr.

- 50 ml Jojobaöl (wahlweise auch Avocado-, Distel-, Sonnenblumen- oder Olivenöl)
- 5 g Bienenwachs
- 8–10 Tropfen ätherisches Ingweröl
- 1 kleines Glasdöschen oder Marmeladenglas mit Schraubdeckel

Das Bienenwachs in ein Töpfchen geben und langsam in einem Wasserbad erwärmen. Sobald das Wachs geschmolzen ist, das Pflanzenöl hinzufügen und so lange verrühren, bis sich die Substanzen vollständig vermischt haben. Das ätherische Ingweröl erst dann zugeben und unterrühren, wenn das Gemisch eine handwarme Temperatur erreicht hat. Sofort in kleine Döschen abfüllen und beschriften. Der selbstgemachte Brustbalsam ist bei Zimmertemperatur etwa 6 Monate haltbar. Er ist nicht geeignet zur Anwendung für Säuglinge, Kleinkinder oder bei Asthmaleiden und nur in kleinster Dosierung während der Schwangerschaft. Im Zweifel befragen Sie bitte Ihren behandelnden Arzt. Mehrmals täglich mit dem Spatel eine kirschkerngroße Menge entnehmen und mit warmen Händen im Brustbereich eincremen, anschließend die Brust mit einem Tuch bedecken und etwa ½ Stunde lang nachruhen.

Ingweröl-Honig

Zum Einrühren in den Kräutertee

Sie benötigen ein 500-g-Glas guten und möglichst flüssigen Imkerhonig. Tropfen Sie in das Glas 8–10 Tropfen ätherisches Ingweröl hinein und vermischen Sie beide Zutaten gut mit einem Holzlöffel. Sie können von dem fertigen Ingweröl-Honig bis zu 3 TL täglich in ein Heißgetränk rühren.

Selbstgemachter Ingwer-Shot

Verbessert die Immunabwehr

- 25 g geschälte und klein geriebene Ingwerwurzel
- 60 ml frisch gepresster Zitronensaft aus einer Bio-Zitrone
- Einige Spritzer Wasser

Die Zutaten in einen leistungsfähigen Mixer geben und mit hoher Geschwindigkeit so lange mischen, bis eine trübe Flüssigkeit entsteht. Die Mischung auf 3 Portionen verteilen und täglich etwa 30 ml davon trinken. Die übrigen Portionen im Kühlschrank lagern.

Fertigpräparate: Salus Ingwer Tee, Ingwer Pure Tropfen (Truw), Bio Ingwer Trink Shot (Kloster Kitchen), Ingwerol Kapseln (Natura Vitalis), Ingwer GINJER BIO-Pastille ANIS (Lemon Pharma), Schoenenberger Ingwer, Naturreiner Pflanzentrunk, Ingwer Bio ätherisches Öl (Primavera).

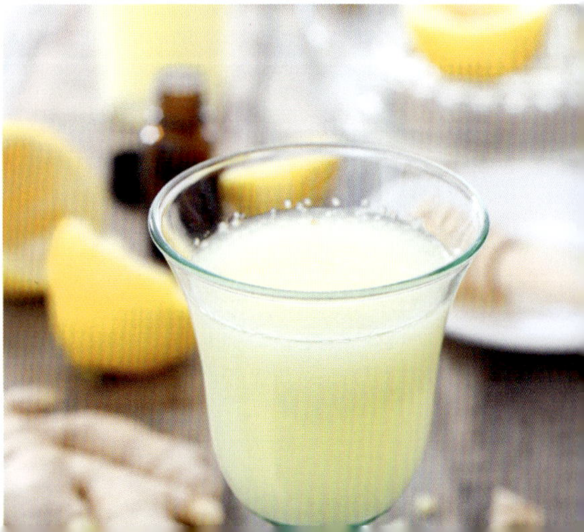

Ein selbstgemachter Ingwer-Shot täglich verbessert die Immunabwehr.

KAPUZINERKRESSE *Tropaeolum majus*

Die orangefarbenen, roten oder gelben Blüten der Kapuzinerkresse wachsen erst seit wenigen Hundert Jahren in europäischen Gärten. Ihre Heimat sind die Feldfluren Südamerikas, wo sie von Peru bis Kolumbien gerne an kleinen Bächen dahinrankt. Erst im Zuge der großen Entdeckungen nach 1500 wurden Kapuzinerkressen erstmals bei uns in den Klostergärten und zunächst nur zur Zierde gezogen. Seit dem 18. Jahrhundert gibt es in Europa schriftliche Aufzeichnungen über die medizinische Verwendung. Gegen Skorbut, Hautkrankheiten, Husten und Bronchitis wird das Kraut in seiner südamerikanischen Heimat jedoch schon bedeutend länger verwendet.

Im Garten

Die Kapuzinerkresse mit ihren großen, trompetenförmigen Blüten rankt sich gerne an Zäunen und Sichtschutzwänden entlang. Bis zu 3 Meter wachsen die Triebe pro Saison. In unseren Breiten wird die frostempfindliche Pflanze nur einjährig kultiviert. Ein auffälliges Merkmal sind die sattgrünen, schildförmigen Blätter. An ihnen haftet so gut wie kein Schmutz, da das Laub eine wachsartige Oberfläche hat – ein Phänomen, das als Lotuseffekt bezeichnet wird. Zwischen Juli und Oktober zeigen sich die auffälligen Blüten, die wegen ihres zipfelförmigen Aussehens in frühen Zeiten mit den Kapuzen der Mönche verglichen wurden. Die Kapuzinerkresse hat eine Verwandtschaft zu heimischen Kreuzblütengewächsen, zu denen Kresse, Senf oder Rettich zählen. Sie bevorzugt einen sonnigen, trockenen Standort und nährstoffarmen Boden.

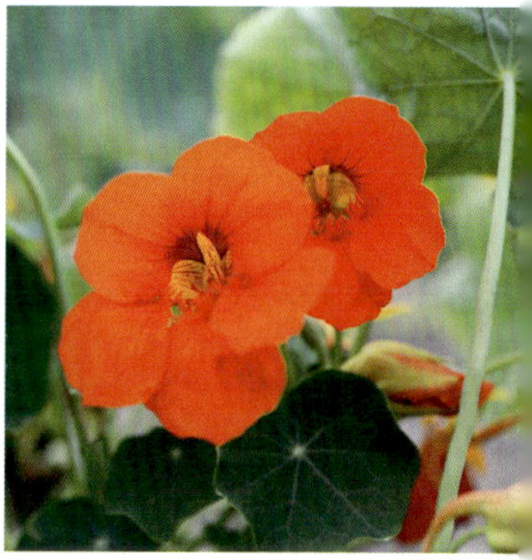

Kapuzinerkresse

Verwendete Teile, Ernte

Blätter, geschlossene und offene Blüten sowie Samen sind in der Medizin und Küche verwertbar. Die Ernte kann beginnen, wenn die ersten jungen zarten Blätter groß genug sind. Bis zum ersten Frost wachsen immer wieder Blüten und Blätter nach. Zum Trocknen eignen sich die Blätter weniger, da durch diesen Prozess medizinisch bedeutsame Inhaltsstoffe ihre Wirkung verlieren.

Inhaltsstoffe

Senfölglycoside (auch Glucosinolate genannt) im Kraut und vor allem den Samen, reichlich Vitamin C und K, Flavonoide, Carotinoide in den Blüten, Oxalsäure, Mineralstoffe (Kalium, Magnesium, das Spurenelement Eisen), etwas ätherisches Öl.

Vitamin C

In einigen Quellen wird Vitamin C mit Ascorbinsäure gleichgesetzt. Während die Ascorbinsäure im Labor und heute oft aus gentechnisch veränderten Mikroorganismen hergestellt wird, findet sich Vitamin C nur in natürlichen Quellen wie Kräutern, Früchten oder Gemüsen. Der Unterschied: Natürliches Vitamin C ist ein Komplex, bestehend aus Bioflavonoiden und Co-Faktoren. Es hat eine bessere Verträglichkeit und Bioverfügbarkeit als die chemisch hergestellte Substanz.

Aus der Praxis

Blüten, Blätter und Samen sind essbar, sollten jedoch nur frisch verwendet werden. Sie besitzen ein schärferes Aroma als die Gartenkresse. Ihr würziger Geschmack kommt bei Salaten, als Brotbelag oder in der Kräuterbutter zur Geltung. Noch geschlossene Knospen und unreife Samen können Sie in Essig einlegen und als Kapernersatz verwenden.

Antivirale Wirkung

In der europäischen Volksmedizin werden Zubereitungen aus der Frischpflanze schon lange zur Behandlung von Infektionen der oberen Atemwege (Bronchitis, Schnupfen, Mandelentzündung, Nebenhöhlenentzündung), bei unkomplizierten Harnwegsinfekten, Vitamin-C-Mangel (Skorbut) und zur Blutreinigung verwendet. Vor allem der Gehalt an Senfölglycosiden begründet die antimikrobielle Wirkung. Sie sind für den scharfen Geschmack verantwortlich. Während es zur antibiotischen Wirkung umfangreiche Studien gibt, ist die antivirale Wirkung noch nicht vollständig erforscht.

Aber zunächst zu den antibakteriellen und pilzhemmenden Eigenschaften. Viele Studien und Erfahrungsberichte bestätigen eine hemmende Wirkung bei teils multiresistenten Keimen wie Staphylokokken, Shigellen, Salmonellen, Enterokokken, Klebsiellen und Candida-Hefepilzen. Kapuzinerkresse-Zubereitungen besitzen offenbar ein großes Potenzial, die problematische Resistenzbildung der Keime abschwächen zu können. Hinzu kommt, dass Senföle bereits im Dünndarm vollständig aufgenommen werden, sodass es zu keiner Schädigung der körpereigenen Darmflora kommt.

Vor allem die in den letzten Jahren durchgeführten Untersuchungen heben immer deutlicher die antivirale Wirkung hervor. In den Labors konnte eine Reduktion um 90 % des pandemisch verlaufenden Influenza-A-Virus (H1N1) gezeigt werden. Auch die Wirkung gegen Schnupfen- und Bronchitiserreger (Rhinoviren) gilt als gesichert. Der vorteilige Einfluss auf die Atemwege ist vermutlich noch nicht in Gänze erforscht. Die Andenvölker schätzen die Kapuzinerkresse als Heilmittel zur Behandlung von Lungen- und Bronchialleiden, bei Entzündungen der Mandeln, verstopften Nasenwegen und Heiserkeit. Der hohe Vitamin-C-Gehalt stärkt das Immunsystem, das bei akuten Infekten Höchstleistungen erbringen muss, und festsitzender Schleim löst sich besser unter der Therapie. Das Duo Kapuzinerkresse – Meerrettich scheint ein noch größeres Heilpotenzial zu haben als die Mono-Anwendungen mit Kapuzinerkresse. Über das Blut verbreiten sich die Scharfstoffe im ganzen Körper und erreichen besonders hohe Konzentrationen in der Lunge. Daher eignet sich senfölhaltige Pflanzen gut zur Behandlung infektiöser Erkrankungen der Atemwege.

Hinweise

Da die Glucosinolate hitzeempfindlich sind, haben sich nur Frischpflanzen-Anwendungen bewährt. Bei etwa 40 g Frischblattverzehr pro Tag beginnt für Erwachsene der therapeutische Nutzen. Empfindliche Menschen sollten jedoch bedenken, dass bei vorgeschädigter Magenschleimhaut oder Nieren sich die Beschwerden durch die Scharfstoffe verschlechtern können. Auch Schwangere sollten nur in moderater Dosierung Blätter und Blüten verzehren; für Säuglinge und Kleinkinder sind die Anwendungen nicht geeignet.

REZEPTE mit Kapuzinerkresse

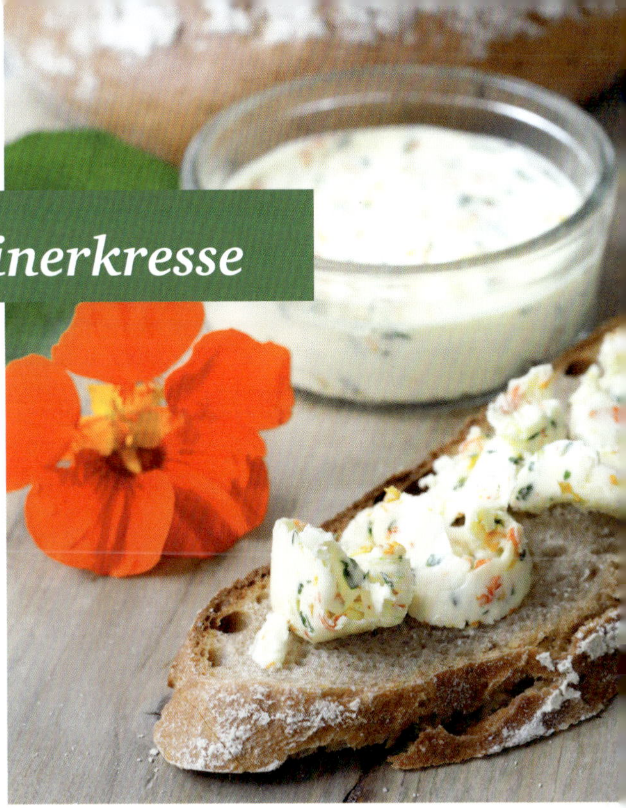

Nicht nur für die Grillsaison – selbstgemachte Kapuzinerkresse-Kräuterbutter ist vielseitig einsetzbar.

Kapuzinerkresse-Tinktur

Für die Behandlung von Harnwegsinfekten und bei Erkrankungen der Atemwege

Eine Handvoll zerkleinerte Blätter und Blüten mit Doppelkorn im Verhältnis 1:10 ansetzen und etwa 2 Wochen ausziehen lassen. Danach absieben und in Braunglasflaschen umfüllen. Bei akuten Infekten 3-mal täglich 30–50 Tropfen einnehmen, bei chronischen Beschwerden die Dosis um die Hälfte reduzieren.

Kapuzinerkresse-Blätter und -Blüten

Zur Steigerung der Abwehrkräfte

Verwenden Sie regelmäßig Blätter und Blüten in der Küche. Im Salat sorgen Blätter und Blüten für eine würzige Note.

Im Duo: Kapuzinerkresse und Meerrettich

Scharfe Tinktur für robuste Erwachsene bei viralen und bakteriellen Infekten

- 1 Handvoll frische Kapuzinerblätter und -blüten
- 2 cm frische Meerrettichwurzel, gerieben
- Doppelkorn oder Obstbrand

Kapuzinerblätter und -blüten verlesen, waschen, zerkleinern und zusammen mit der frisch geriebenen Meerrettichwurzel in ein sauberes Schraubglas füllen. Mit Alkohol übergießen, sodass alle Teile bedeckt sind. Das Glas 2 Wochen an der Fensterbank ziehen lassen, dann die Pflanzenteile absieben und die Tinktur in dunkle Flaschen umfüllen. Bitte vorsichtig an die Dosierung herantasten. Mehr als 3-mal täglich 20 Tropfen über einen Zeitraum von 4 Wochen sollten es nicht sein.

Kapuzinerkresse-Kräuterbutter

Genussmittel und Prävention.
Auch für Kinder geeignet

- 250 g weiche Butter
- 1 Handvoll Mischung aus Blüten und Blättern
- 1 Prise Salz

Die Pflanzenteile möglichst klein hacken. Das Salz unter die Butter rühren und mit einer Gabel alle Zutaten vermengen. Bis zur Verwendung kühl stellen. Schmeckt am besten auf einem rustikalen Sauerteigbrot.

Fertigpräparate: Kapuzinerkresse Kräuterelixier (SeeWald), Angocin Anti-Infekt N (Repha), Kapuzinerkresse-Tabletten (Kräuterhaus Sanct Bernhard), Alpenkraft Kapuzinerkresse-Meerrettich Kapseln (Salus).

KNOBLAUCH *Allium sativum*

Das Lauchgewächs mit dem durchdringenden Geruch ist eine der ältesten Kulturpflanzen. Seine Geschichte, Leiden zu lindern, Krankheiten zu heilen und die Gesundheit nachhaltig zu fördern, reicht beinahe 5.000 Jahre zurück. Im Mittelalter erreichte Knoblauch gar den Ruf eines Allheilmittels. Gerne verwendete man ihn, um Dämonen und angezauberte Krankheiten zu vertreiben. Kleinste Mikroorganismen sind mit bloßem Auge nicht zu sehen – aus Sicht unserer Altvorderen konnten nur Dämonen für die Leiden verantwortlich sein.

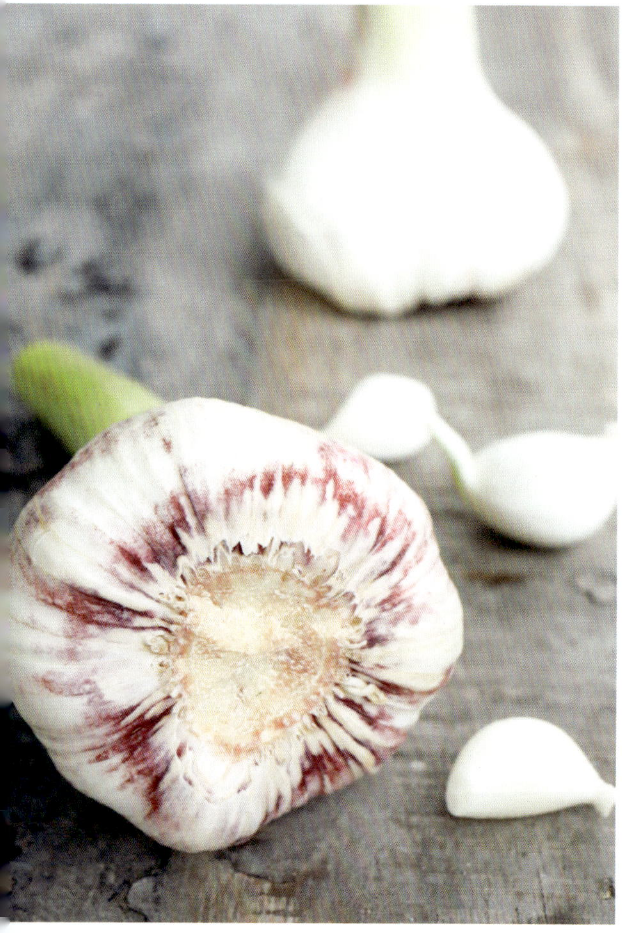

Knoblauch

Im Garten

Knoblauch stammt vermutlich aus den wärmeren Regionen Zentralasiens. Seine Verbreitung fand schon im Altertum über die alten Handelsrouten statt, sodass er rasch nach Europa fand. Von dem Zwiebelgewächs gibt es mehrere Varietäten, die meisten erreichen eine Wuchshöhe von rund 70 cm. Alle besitzen eine „Knolle" (so nennen wir meist das Gebilde, das aus Sicht der Botanik strenggenommen eine Zwiebel ist), die im Erdreich verwurzelt ist und Blüten in grünlich weißer, weißer oder rosa Farbe. Meist geschieht die Vermehrung über „Zehen" (die kleinen Nebenzwiebeln), eher selten über Samen. Alle Sorten brauchen einen sonnigen Standort und einen lockeren, fruchtbaren Boden. In Mischkultur mit Erdbeeren oder Gemüsen gedeiht Knoblauch besonders gut. Er braucht wenig Wasser und kann meist im Spätsommer geerntet werden.

Verwendete Teile, Ernte

Der perfekte Erntezeitpunkt ist deutlich erkennbar: Wenn sich das Laub braun färbt und die ersten Knollen aus der Erde schauen, ist er gekommen. Zur Lagerung können ganze Knoblauchknollen zu Zöpfen gebunden oder in Netzen aufbewahrt werden. Falls die Ernte sehr üppig ausgefallen ist, können Sie Knoblauch in Öl einlegen. Diese Art der Konservierung verhindert ein Auskeimen, Austrocknen oder Schimmelbefall.

Inhaltsstoffe

Neben organischen Schwefelverbindungen (Alliin, Ajoen) sind Mineralstoffe und Spurenelemente (Kalium, Calcium, Magnesium, Eisen, Zink, Kupfer, Jod, reichlich Selen), Polysaccharide, Vitamine der B-Gruppe sowie Vitamin C wertgebende Inhaltsstoffe. Saponine und Triterpene sind sekundäre Pflanzenstoffe, die vermutlich auch zur positiven Wirkung der Pflanze beitragen.

Allicin
Die schwefelhaltige Aminosäure Alliin ist ein natürlicher Inhaltsstoff verschiedener Laucharten. Bärlauch, Zwiebel und Knoblauch zählen dazu. Durch Verletzung von Zellgewebe (Schneiden oder Kauen) kommt es zu einem chemischen Umwandlungsprozess in Allicin. Allicin schützt den Knoblauch vor Fraßfeinden. Beim Menschen bewirkt dieser bioaktive Stoff einen Schutz vor Infektionen oder auch Herz-Kreislauf-Erkrankungen.

Aus der Praxis

Die Schwefelverbindung Allicin ist hitzelabil. Schon wenige Minuten Kochvorgang reichen dafür aus, dass die Allicin-Konzentration stark sinkt; bei einer Erwärmung mit der Mikrowelle genügt bereits 1 Minute. Verwenden Sie ganze Knoblauchzehen zum Braten, Würzen, Grillen oder Kochen, denn diese sind stabiler als stark zerkleinerte Zehen. Das volle Heilpotenzial finden Sie also nur im rohen Knoblauch. Einziger Nachteil: Mundgeruch und unangenehme Körperausdünstungen sind die Folgen. Zumindest den Mundgeruch können Sie mit dem Kauen einiger Petersilienstängel oder Kardamomsamen eindämmen. Bei geruchsfreien Knoblauchpräparaten wird Allicin durch Kochen inaktiviert oder Chlorophyll zur Geruchsbindung beigesetzt. Die Hersteller werben mit der Heilwirkung dieser Präparate. Sehr wahrscheinlich spielen noch andere bioaktive Komponenten als Allicin hierbei eine Rolle. Bei den Produkten, die durch Kochen inaktiviertes Allicin enthalten, halte ich Wirkungseinbußen für wahrscheinlich.

Antivirale Wirkung

Knoblauch ist vielen Menschen als unterstützendes Mittel bei Bluthochdruck und Arterienverkalkung bekannt. Entzündungshemmende, blutverdünnende wie auch antioxidative Eigenschaften kommen hier zum Tragen. Zusätzlich gibt es Hinweise auf leberschützende, antidiabetische und krebshemmende Eigenschaften. Die Polysaccharide haben wahrscheinlich immunausgleichende Effekte.

Knoblauch hat jedoch weitere Vorteile für die Gesundheit. Unter anderem bietet er Schutz vor teils multiresistenten Bakterien (Staphylokokken, krankmachenden Escherichia-coli-Arten, Bacillis subtilis, Helicobacter pylori, Shigellen), krankmachenden Pilzen (Candida, Aspergillus) und auch Viren. Im Hinblick auf die zunehmende Resistenz antibiotisch wirkender Medikamente sind Knoblauch-Zubereitungen eine echte Alternative bei nicht allzu schwer verlaufenden bakteriellen Infekten. Intuitiv haben das die Altvorderen schon gewusst: Beim Bau der Pyramiden in Ägypten standen den Arbeitern feste Rationen an Knoblauch zu. So wurden sie in den engen Lagern vor der Ausbreitung von Infektionskrankheiten und Parasiten geschützt.

Damit das Lauchgewächs eine medizinische Wirkung zeigt, sollten Sie 4 g frischen Knoblauch zu sich nehmen, was etwa 2–3 frischen Zehen pro Tag entspricht. Bei dieser Menge sind Ausdünstungen nicht zu vermeiden. Die antiviralen Eigenschaften sind jedoch unschlagbar. Es gibt bestätigte Ergebnisse, dass Knoblauch wirksam ist gegen Influenza-B-Viren (Grippeerreger), Coxsackie-Viren (unter anderem Erreger der Sommergrippe), Rhinoviren (Schnupfenerreger), das menschliche Cytomegalievirus (ein Erreger der Herpesfamilie, der vor allem für Schwangere gefährlich ist), Parainfluenza-Viren (die vor allem bei Kleinkindern und Immunschwachen zu schweren Atemwegserkrankungen führen können), Herpes-simplex-Viren Typ 1 (Lippenbläschen-Erreger) und Herpes-simplex-Viren Typ 2 (Genitalherpes-Erreger). Die Untersuchungen zeigten, dass sich durch Knoblauch die Antikörper-Produktion verbesserte und es zu einer verstärkten Aktivität natürlicher Killerzellen (einem Teil des Immunsystems) kam.

Eine Studie ergab, dass der tägliche Knoblauchverzehr nicht nur die Aktivität der weißen Blutkörperchen erhöht, sondern die Teilnehmer auch weniger schwere und weniger langanhaltende Erkältungssymptome zeigten. Vermutlich sind mehrere sekundäre Pflanzenstoffe und bioaktive Stoffe für diese Reaktionen verantwortlich, darunter Allicin. Aus der Erfahrungsheilkunde gibt es viele positive Berichte, nach denen Knoblauch zum Abheilen von Infekten der oberen Luftwege, insbesondere bei Bronchitis und ganz allgemein bei Erkältungskrankheiten, geführt hat. Hochaktuelle Studien deuten darauf hin, dass Knoblauchöl (also das flüssige Konzentrat des Knoblauchs) eine wertvolle natürliche Antivirenquelle ist, die dazu beitragen kann, das Eindringen von Coronaviren (insbesondere SARS-CoV-2) in den menschlichen Körper zu verhindern.

Hinweise

Die scharfe Knolle kann bei empfindlichen Menschen die Magenschleimhaut reizen. Bei Langzeiteinnahme kommt es zur Blutverdünnung. Unter Einnahme blutdrucksenkender wie auch gerinnungshemmender Medikamente oder auch HIV-Medikamente kann es zu Wechselwirkungen kommen, weshalb Sie Ihren Arzt über die Einnahme informieren sollten. Vor chirurgischen Eingriffen sollten therapeutische Knoblauchgaben abgesetzt werden.

Wenn Sie ohnehin ständig zu viel Hitze im Körper haben oder ein cholerisches Temperament besitzen, ist Knoblauch nicht das geeignete Heilmittel für Sie. Es würde die Symptome verstärken.

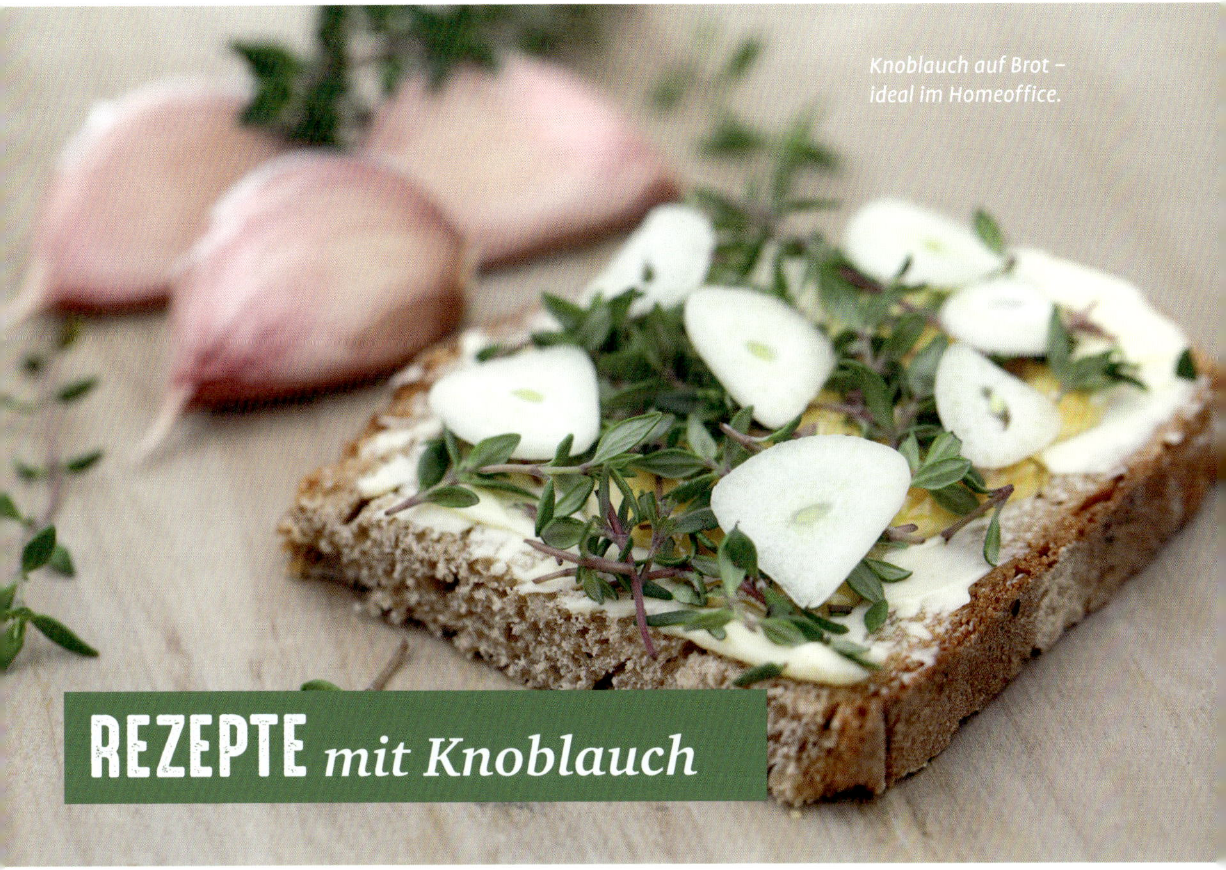

Knoblauch auf Brot – ideal im Homeoffice.

Zitronen-Knoblauch-Kur

Zur Steigerung der Abwehrkräfte und zur alleinigen oder begleitenden Therapie viraler Infekte

Gleich vorweg: Die Kur können Sie 1–2-mal pro Jahr durchführen. Und dank der Zitrone sind die Ausdünstungen eher gering.

- 5–6 Bio-Zitronen
- 30 Knoblauchzehen
- 1 l Wasser
- 1 daumengroßes Stück Ingwerwurzel
- 2 TL Kurkumapulver
- Pfeffer aus der Mühle

Die Zitronen gut unter heißem Wasser abspülen und in grobe Stücke schneiden. Vom Ingwer allenfalls derbe und verhärtete Stellen abschneiden und ebenfalls grob hacken. Nun die Knoblauchzehen von den Häuten befreien. Alle Zutaten in den Mixer geben und auf voller Leistung zu einem dickflüssigen Mus zerkleinern. Dann das Gemisch etwa 8 Minuten erhitzen (max. 70 °C). Alles abkühlen lassen, in kleine Trinkfläschchen abfüllen und im Kühlschrank aufbewahren. Der Drink ist etwa 3 Wochen haltbar. Kurmäßig über 4 Wochen 6 TL oder ein kleines Schnapsgläschen davon trinken.

Knoblauch-Tinktur

Zur Immunsteigerung, Abwehr und Therapie viraler Infekte

Eine Handvoll biologisch angebauten Knoblauch schälen, kleinhacken und in einem ausgekochten Schraubglas mit hochprozentigem Alkohol (ca. 40 %)

im Verhältnis 1:5 übergießen. Den Ansatz möglichst 2 Wochen an einem warmen Ort ruhen lassen und gelegentlich verschütteln. Dann die festen Bestandteile absieben und die fertige Tinktur in Braunglasflaschen umfüllen.

Dosierung: 3-mal täglich 20 bis 25 Tropfen gelöst in etwas Wasser einnehmen.

Knoblauchbrot

Anti-Viren-Hausmittel für zwischendurch

Um ausreichend wirksam zu sein, darf Knoblauch nicht sparsam verwendet werden. 2–3 rohe Knoblauchzehen sollten Sie täglich verbrauchen. Rösten Sie 2 Scheiben Vollkorntoast und bestreichen Sie diese mit Butter. Die Brotscheiben dann mit je 1–2 zerdrückten Knoblauchzehen belegen; wahlweise zusätzlich gehackte Petersilie darüber streuen. Das mindert etwas den Knoblauchgeruch.

Fertigpräparate: Schoenenberger Knoblauch Saft, KnobiVital mit Zitrone, Alpensegen Knoblauch Destillat (Life Light), Knoblauch Extrakt in Öl (Die Scheune), Knoblauch Kapseln Knoblauchöl (11 A Nutritheke).

KURKUMA *Curcuma longa*

Kurkuma, auch Gelbwurz oder Indischer Safran genannt, ist Hauptbestandteil von Currymischungen und verursacht deren kräftig gelbe Färbung. In den asiatischen Ländern hat Kurkuma eine vielfältige Nutzung. Angefangen vom Würzmittel in vielen Kochrezepten, dient sie auch als Farbstoff für Textilien und Nahrung, ist Glückbringer und Teil von religiösen Bräuchen. Vor allem ist Kurkuma jedoch eine wirksame Naturarznei mit zahlreichen gesundheitlichen Vorzügen. Die Heilpflanze wird traditionell bei vielen Entzündungsprozessen eingesetzt, zum Schutz der Leber, zur Regelung der Verdauung sowie bei Autoimmunerkrankungen oder im Kampf gegen Bakterien und Viren.

Auf der Fensterbank

Kurkuma ist eine tropische Rhizomstaude, die etwas mehr als 1 Meter hoch wächst. Sie ist eine reine Kulturpflanze, deren Herkunft vermutlich der indische Subkontinent ist. Botanisch ist Kurkuma mit Ingwer verwandt, braucht ein warmes und feuchtes Klima und eine reichliche Wasserversorgung.
Für den Freilandanbau in Europa kommt Kurkuma also nicht infrage. Doch können Sie einen Versuch auf einer sonnigen Fensterbank wagen. Wegen des hohen Temperaturanspruchs empfiehlt sich die Pflanzung im späten Frühjahr oder im Sommer. Sie benötigen ein Stück Kurkuma-Rhizom, das Sie ein paar Tage eintrocknen lassen. Verwenden Sie einen hohen Topf, den Sie mit Erde befüllen. In eine Vertiefung von 5 cm das Rhizom legen, mit Erde bedecken und leicht angießen. Wählen Sie den sonnigsten und wärmsten Fensterplatz und halten Sie die Erde feucht. Nach 2–3 Wochen sprießen die ersten Blätter. Sie werden bis zu 70 cm lang; unter optimalen Bedingungen blüht die Pflanze sogar. Ins Freie darf sie erst, wenn die Nachttemperaturen höher als 15 °C sind. Im Winter können Sie das ganze Rhizom oder Teile davon ernten oder aber im Topf belassen und bei etwa 10 °C trocken überwintern.

Kurkuma

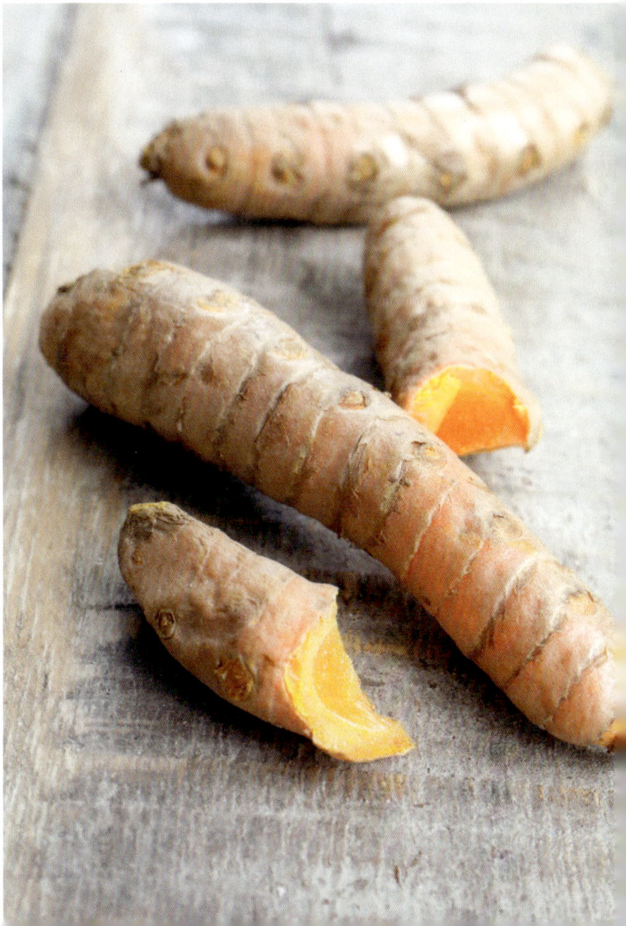

Verwendete Teile, Ernte

Für die Küche und in der Naturheilkunde werden die knollen- und fingerförmigen, gelben Rhizome (unterirdische Sprosse) der Pflanzen verwendet. Sie werden geerntet, wenn die oberirdischen Teile welken. Ganze Wurzelstücke können Sie eingeschlagen einige Zeit im Kühlschank aufbewahren oder auch einfrieren. Kurkumapulver sollten Sie wegen der Lichtempfindlichkeit in dunklen Gläsern aufbewahren.

Inhaltsstoffe

Kurkuma enthält zwischen 3–8 % Curcumine, ätherisches Öl (darunter Zingiberol, Curcumol, Terpene), Bitterstoffe, Mineralstoffe (Kalium, die Spurenelemente Zink, Selen, Mangan), Vitamine (A, B-Gruppe, C) und bis zu 60 % Stärke.

Curcumin
der gelb-orange Farbstoff, ist ein Polyphenol und der wichtigste bioaktive Pflanzenstoff des Rhizoms. Sein Heilpotenzial ist beachtlich und umfangreich. Er sorgt für eine bessere Fettverdauung, hat entzündungshemmende Eigenschaften, lindert Durchfall und sorgt für weniger Krämpfe und Blähungen. Relativ neu sind die Erkenntnisse um sein antivirales Heilpotenzial.

Aus der Praxis

Kurkuma ist der wichtigste Bestandteil des Currypulvers. In Indien wird so gut wie jedes Curry damit gewürzt, und auch in den europäischen Küchen wird Kurkuma immer beliebter. In Asien isst man die stärkehaltigen Gelbwurzrhizome auch gekocht. Ihr Geschmack ist jedoch leicht harzig und bitter und hat somit für den europäischen Gaumen eine etwas befremdliche Note.

Damit Kurkuma als fein gemahlenes Gewürzpulver oder die in der Küche verwendeten Currymischungen auch eine halbwegs günstige Bioverfügbarkeit haben, sollten Sie sie vor Licht schützen und vor der Zugabe zu den Speisen in etwas Fett anrühren, da Kurkumapulver kaum wasserlöslich ist. Deshalb finden Sie im Rezeptteil auch keine Teezubereitung. Der leuchtend gelborange Farbstoff Curcumin ist nicht hitzeempfindlich; seine biologische Verwertbarkeit im Körper kann durch die Zugabe von Pfeffer noch verbessert werden. Die Hersteller von Fertigpräparaten setzen auf eine neue Mizellen-Technologie nach dem Vorbild natürlicher Verdauungsprozesse im Körper und verbessern damit die Bioverfügbarkeit um ein Vielfaches.

Antivirale Wirkung

In den asiatischen Heillehren wird Kurkuma seit Jahrhunderten verwendet, um die Leber- und Gallenfunktion zur stärken, Reizdarm und Blähungen sowie chronisch-entzündliche Prozesse in den Geweben und Gelenken zu behandeln, die Blutgefäße zu schützen und sie ist fester Bestandteil naturheilkundlicher Konzepte bei Krebserkrankungen. Aufgrund ihrer zahlreichen biologischen und pharmakologischen Eigenschaften sind Kurkuma-Zubereitungen geeignet zum Schutz wie zur Therapie bei einer Vielzahl von Erkrankungen. Kurkuma ist ein potentes Antioxidans, schützt den Körper vor aggressiven freien Radikalen und stärkt vermutlich insgesamt die Funktion des Immunsystems. Vor allem die Funktion der großen Fresszellen (Makrophagen) ist in diesem Zusammenhang besonders wichtig, da diese Bakterien, Viren und Pilze beseitigen. Zusätzlich verbessert Kurkuma wohl die Interaktionen von Immunzellen wie die der Lymphozyten und Makrophagen und regelt die Immunantwort mehrerer Immunglobuline (IgG, IgM und sIgA). Generell haben Immunglobuline eine Bedeutung bei der Bekämpfung von Krankheitserregern wie auch von Fremdstoffen.

Die Forscher konzentrieren sich fast alle auf den effektivsten Inhaltsstoff des Kurkuma-Rhizoms, das Curcumin. Relativ neu sind deshalb die Ergebnisse zu den antibakteriellen und antiviralen Eigenschaften. Curcumin zeigte in den Versuchsreihen eine hemmende Wirkung gegen Influenza-A-Viren (H1N1) mit einer Verringerung von mehr als 90 % in der Zellkultur. Ebenso gibt es Nachweise zur Eindämmung von Herpes-simplex-Viren vom Typ 1 und 2, RSV-Viren, Humanen Papillomaviren, Coxsackieviren und Parainfluenza-Viren Typ 3. Curcumin hat nach Meinung der Forscher vermutlich auch eine vorbeugende und therapeutische Wirkung bei weiteren viral bedingten Erkrankungen, da es die Bindung und die Verschmelzung von Viren mit der Wirtszelle beeinträchtigt. Dieses Prinzip erklärt auch die hemmende Wirkung von Hepatitis-B- und -C-Zellen, wobei Kurkuma ohnehin ein ausgezeichnetes Lebermittel ist, das die Leber vor toxischen Einflüssen schützt.

Wegen umfangreicher Berichte antimikrobieller Wirkungen aus der traditionellen Anwendung wurde Curcumin noch weiteren Untersuchungen unterzogen. Insgesamt bewerteten diese Kurkuma als guten Kandidaten, die Hemmwirkung anderer antimikrobieller Mittel zu verstärken. Trotz der Fortschritte bei der Entwicklung neuer Medikamente besteht aufgrund der Entwicklung multiresistenter Keime ein großer Bedarf an antibakteriellen Wirkstoffen. Eine hemmende Wirkung auf bestimmte Staphylokokken (S. epidermis, S. aureus), Klebsiellen, Pseudomonaden und Escherichia coli wie auch gegen einige Pilze (Candida albicans und weitere Candida-Stämme) gilt als gesichert.

Hinweise

Kurkuma regt den Gallenfluss an, weshalb sie nicht bei Verschluss der Gallenwege oder bei Gallenentzündung verwendet werden darf. Bei Gallensteinleiden sollten Sie vor Verwendung den Arzt konsultieren. Für Kinder unter 12 Jahren, Schwangere und Stillende liegen noch keine ausreichenden Untersuchungen zur Unbedenklichkeit vor. Besonders bei Übersäuerung können die Beschwerden durch Reizung der Magenschleimhaut verstärkt werden. Sodbrennen, Übelkeit, Brechreiz und Magen-Darm-Beschwerden können in seltenen Fällen die Folge sein.

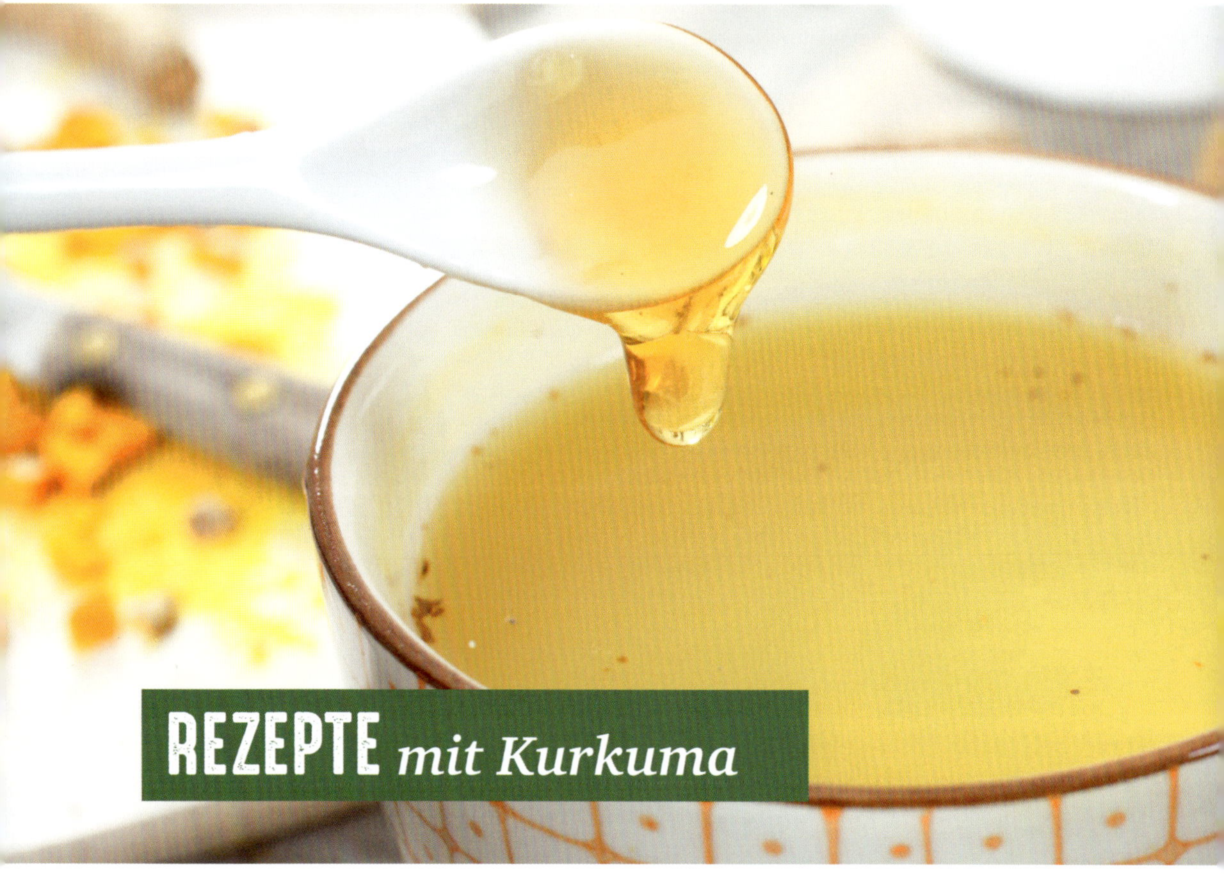

Energiedrink für zwischendurch

Zu einem Gläschen milchsauer vergorenen Gemüsesaft 1 TL Olivenöl zugeben, durchrühren und mit ½ TL Kurkuma-Pulver abschmecken.

Fertigpräparate: Kurkuma Konzentrat (Bärbel Drexel), Curcumin-Loges Kapseln, CURCUMA FORTE mit NovaSol Curcumin (Botanicy), Cefacur(Cefak), Curcusol (Köhler).

Goldene Kurkuma-Milch

Zur Prävention und Begleittherapie bei bakteriellen und viralen Erkrankungen

- 1 TL Kurkuma-Pulver (wenn möglich Bioqualität)
- 60 ml Wasser
- 1 TL Honig
- ½ TL Zimt
- Je eine Prise Muskat und Ingwer
- 1 TL Kokosöl
- 350 ml Milch oder Pflanzenmilch

Das Kurkuma-Pulver mit dem Wasser in einem Töpfchen erhitzen. Ingwer und Muskat hinzugeben, alles verrühren und zu einer Paste einkochen. Die Milch in einem weiteren Töpfchen erhitzen und die Paste hinzufügen. Mit Honig, Zimt und Kokosöl abschmecken und noch warm genießen.

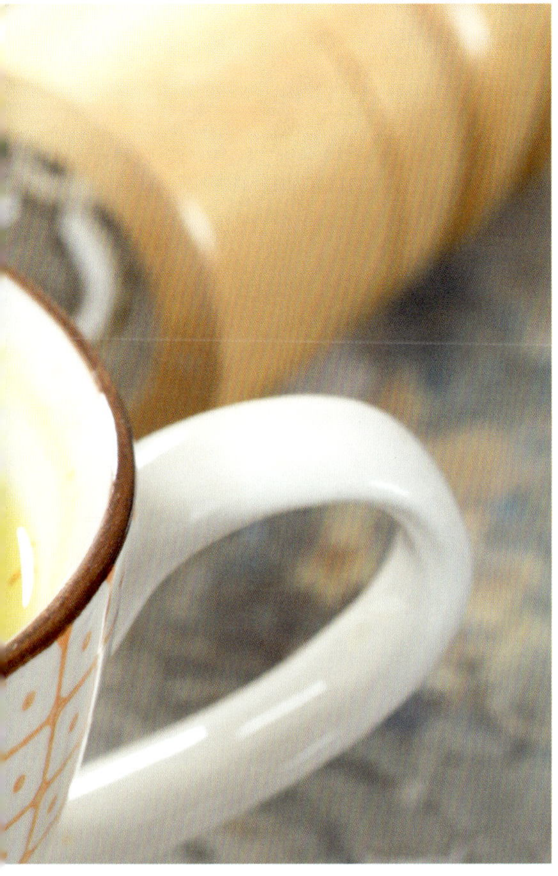

Für den Energiekick zwischendurch: Kurkuma mit Olivenöl und Gemüsesaft.

Gemüsesuppe mit Kurkuma (für 2 Personen)

Wärmend und nährend und deshalb in der kalten Jahreszeit ein bewährtes Hausmittel

- 2 TL Kurkuma-Pulver
- ½ Knollensellerie
- 6 mittelgroße Karotten
- 2 mittelgroße Zwiebeln
- Salz und Pfeffer aus der Mühle
- 1 l Wasser
- 1 EL Kokosöl oder Butterschmalz
- Petersilie zum Bestreuen

Gemüse putzen, schälen, fein würfeln und im Fett glasig andünsten. Mit 1 l Wasser aufgießen und 20 Minuten köcheln lassen. Die Suppe pürieren, mit Kurkuma, Salz und Pfeffer abschmecken und mit Petersilie garnieren.

MEERRETTICH *Armoracia rusticana*

Der beißend scharfe Meerrettich (oft auch Kren genannt) bereichert nicht nur den Speiseplan. Meerrettich stammt aus den Steppen Russlands und eroberte über die slawischen Länder zunächst die Klostergärten und dann die heimischen Bauerngärten. Die unscheinbare Wurzel hat eine erstaunliche Heilkraft, ist sehr gesund und ein vielseitiges Hausmittel bei Schmerzen und zahlreichen Infektionskrankheiten. Wegen seiner breiten Anwendung bei viralen und bakteriellen Infekten wird Meerrettich manchmal auch als „Antibiotikum der Bauern" bezeichnet.

Im Garten

Die weit verbreitete Kulturpflanze wird erst seit dem 12. Jahrhundert in unseren Regionen angebaut. Gelegentlich gibt es verwilderte Bestände am Rand feuchter Wiesen, Bachläufe und Flussufer. Meerrettich ist der schärfste Vertreter der Familie der Kreuzblütengewächse, zu denen auch Senf, Kresse oder Rettich zählen. Die mehrjährige Staude bildet eine dicke und bis zu 40 cm lange Pfahlwurzel sowie große, dunkelgrüne gezähnte Blätter aus. Blütezeit ist von Mai bis Juli mit kleinen weißen, 4-zähligen Blüten. Meerrettich mag sonnige wie auch halbschattige Standorte, tiefgründige und humose Böden.

Meerrettichwurzeln

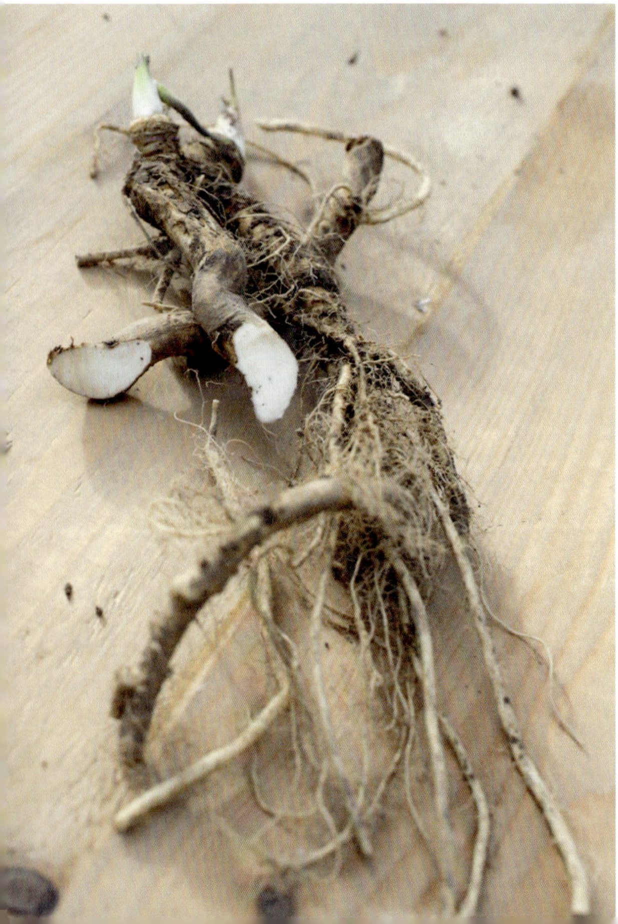

Verwendete Teile, Ernte

Wenn der Sommer zu Ende geht und die Monate, die mit „r" enden, anfangen, beginnt seine Ernte: Haupternte der frostresistenten Gemüsepflanze ist von September bis November. In der Heilkunde wird nur die Wurzel verwendet. Wenn Sie keinen Garten haben, können Sie die Wurzeln oder Wurzelstücke auch auf dem Markt kaufen. Was Sie nicht gleich verbrauchen, lässt sich in Folie eingeschlagen etwa 2 Wochen im Kühlschrank lagern; Sie können Meerrettich einfrieren oder in feuchtem Sand eingraben. Für die Verwendung zunächst die braune Haut mit einem Sparschäler oder einem scharfen Messer abschaben und dann die Wurzel auf einer feinen Metallreibe raspeln. Frischer Meerrettich ist höllisch scharf. Falls Sie empfindliche Augen haben, diese mit einer Brille schützen oder den Meerrettich bei offenem Fenster verarbeiten.

Inhaltsstoffe

Hauptwirkstoffe der Wurzel sind scharf schmeckende Glucosinolate (Senföle mit Sinigrin) und ätherische Öle. Frischer Meerrettich enthält viel Vitamin C, auch Vitamine der B-Gruppe (B_1, B_2, B_3, B_6), Flavonoide (Quercetin, Kaempferol), Cumarine, Phenolcarbonsäuren sowie Mineralstoffe (Kalium, Kalzium, Magnesium) und Spurenelemente (etwa Fluorid, Jod).

Senföle
oder Glucosinolate sind organische Schwefelverbindungen. Sie kommen sowohl in Zwiebel- als auch Kreuzblütengewächsen vor. Erst bei Verletzung der Zellen wird mit Hilfe von Vitamin C ein enzymatischer Abbau angestoßen, der die äußerst scharfen Senföle entstehen lässt. Das erklärt auch, warum eine Meerrettichwurzel im Gemüsefach nicht scharf riecht, sondern erst nach dem Anschneiden. Die Scharfmacher schützen die Pflanze und wirken auf einige Insekten toxisch. In kleinen Mengen sind sie für den Menschen sehr nützlich, da sie Bakterien oder Viren in Schach halten, die Sekrete fließen lassen und selbst Krebszellen schädigen. Menschen mit Kropfneigung und Jodmangel sollten jedoch keine großen Mengen davon verzehren, da diese Stoffe die Kropfbildung fördern können.

Aus der Praxis

Frischer Meerrettich hat im Vergleich zu den Produkten in Gläsern oder in Tuben viel mehr Power. Die konventionellen Produkte sind meist reinweiß, da sie mit Schwefeldioxid (E 220) behandelt wurden. Die Schwefelung zerstört nur leider das Vitamin B_1. Die Hersteller im biologischen Anbau verzichten auf diese Konservierungsmethode und nehmen eine leichte Braunfärbung in Kauf.

Junge Meerrettichblätter können Sie auch in der Küche mitverwenden. Kleingeschnitten oder gerupft sind sie eine pikante Würze für milde Salate. Um die Schärfe von Meerrettich abzuschwächen, können Sie etwas geriebenen Apfel, Mayonnaise, Sahne oder Quark mit unterheben. Sehr beliebt in Bayern ist der „Semmelkren", der traditionell zu Tafelspitz gereicht wird. Dafür brauchen Sie:

- 20 g frisch geriebenen Meerrettich (das entspricht der empfohlenen Tagesdosis für Erwachsene)
- 2 trockene Brötchen (Semmeln)
- heiße Rinderbrühe (Vegetarier greifen zu Gemüsebrühe)
- Salz, Pfeffer und 1 Schuss Sahne

Die kleingeschnittenen Semmeln mit so viel Brühe übergießen, dass ein sämiger Brei entsteht. Dann den Meerrettich und die Gewürze zugeben. Mit dem Sahneanteil können Sie die Schärfe regulieren.

Antivirale Wirkung

Meerrettich ist ein pflanzliches Antibiotikum. Genauer gesagt ist er ein universell einsetzbares antimikrobielles Heilmittel. In der Pflanzenwelt gibt es mehrere Stoffgruppen mit diesen Eigenschaften. Beispiele dafür sind Flavonoide oder Alkaloide. Zu den wirksamsten zählen jedoch die Senföle der Kreuzblütengewächse. Sie reduzieren die Ansteckungsgefahr, indem sie das Ausbreiten, das Wachstum und die Vermehrung von teils resistenten Bakterien (Bacillus subtilis, Escherichia coli, Staphylococcus aureus, Klebsiellen), Pilzen (Candida-Stämme) oder Viren hemmen und bereits eingefangene Erreger schwächen.

Meerrettich wirkt als ausgezeichnetes Mittel zur Vorbeugung und Behandlung von grippalen Infekten, Schnupfen, Nebenhöhlenentzündungen, Rachen- und Bronchialerkrankungen. Als Vitamin-C-reiches Wintergemüse waren vor allem in früheren Zeiten seine antiskorbutischen Eigenschaften von Bedeutung. Dank der ganzjährigen Versorgung mit Obst und Gemüse gibt es diese Erkrankung zumindest in Mitteleuropa nicht mehr. In der kalten Jahreszeit ist Meerrettich trotzdem gefragt, da er das Immunsystem auf Trab hält und so grassierende Krankheitserreger kaum eine Chance haben, sich ungehemmt auszubreiten.

Wenn Sie schon mal Meerrettich gerieben haben, wissen Sie um seine Schärfe, die die Nase zum Fließen und die Augen zum Tränen bringen kann. Meerrettich hält nahezu alle Körpersäfte in Fluss. Er löst den Schleim in der Nase, den Nebenhöhlen und den Bronchien, bringt die Verdauung in Schwung und fördert leicht die Harnbildung. Die Senföle werden vor allem in der Lunge und in den Harnwegen angereichert. Deshalb sind Atemwegserkrankungen wie auch Blasenentzündungen die Domäne von senfölhaltigen Pflanzen.

Mehrere Forscherteams haben in den letzten Jahren die Senföle auf ihr antivirales Potenzial untersucht. In den Laboren fanden sie heraus, dass Senföle die Virusvermehrung von H1N1 (eine Form des sich pandemisch ausbreitenden Grippeerregers) auf Kulturen menschlicher Lungenepithelzellen um 90 % reduzierten. Für Rhinoviren (Erreger von Schnupfen und Bronchitis) sind ebenfalls virenhemmende Eigenschaften nachgewiesen worden. Inwieweit sich durch Senföle andere Viren hemmen lassen, werden Folgeuntersuchungen zeigen. Erste Ergebnisse sind vielversprechend, da die Senföle die Viren nicht nur direkt angreifen, sondern auch die Interaktionen zwischen Virus und Wirtszelle nachteilig stören. Dieses Wirkprinzip ist besonders vorteilig im Hinblick auf eine Resistenzentwicklung. Antimikrobiell wirkende pflanzliche „Allrounder“ wie der Meerrettich sind bis zur gesicherten Diagnose immer eine Therapieoption, zumal die Krankheitszeichen sich oft – zumindest im Anfangsstadium – bei harmlosen wie auch schwer verlaufenden viralen Erkrankungen ähneln.

Hinweise

Meerrettich-Zubereitungen eignen sich wegen der Schärfe nicht für Kinder unter 4 Jahren und Erwachsene mit Nierenentzündungen oder Magen- und Darmgeschwüren. Zu stark konzentrierte Zubereitungen wirken schleimhautreizend und können sogar zu Verätzungen führen, weshalb Sie sich an Ihre individuell verträgliche Dosis herantasten sollten.

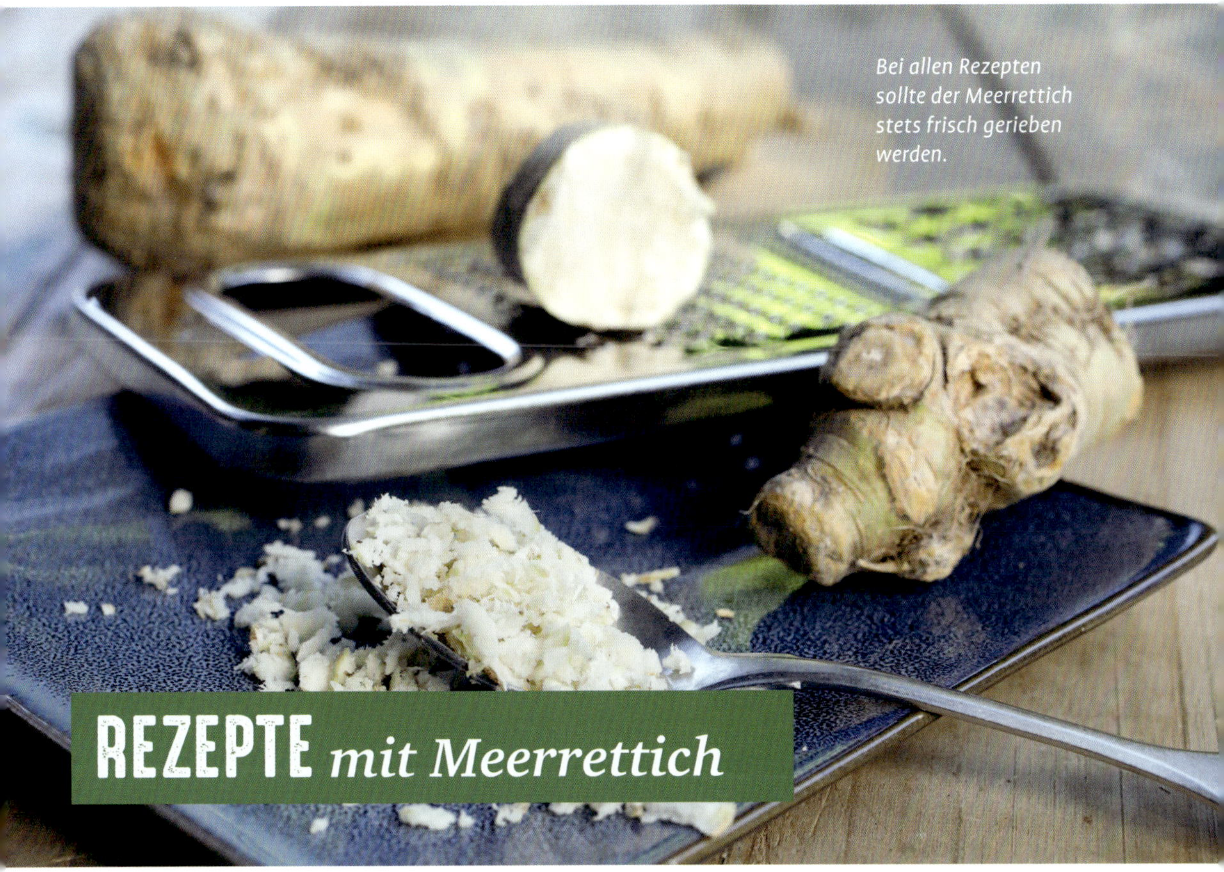

Bei allen Rezepten sollte der Meerrettich stets frisch gerieben werden.

REZEPTE *mit Meerrettich*

Meerrettich-Honig-Sirup

Bei hartnäckigen Erkältungskrankheiten und Atemwegsinfekten

In einem sauberen Schraubglas 50 g frisch geriebene Meerrettichwurzel mit 100 g flüssigem Honig mischen. Das Gemisch über Nacht stehen lassen. Die Wurzelanteile setzen sich im Glas ab, obenauf schwimmt eine scharf schmeckende Flüssigkeit. Erwachsene nehmen davon bis zu 3-mal täglich 1 TL ein, Schulkinder 1- bis 3-mal täglich ½ TL.

Noch stärkere Variation des Meerrettich-Honig-Sirups

Mit Ingwer und Zitrone

Zu den 50 g frisch geriebenem Meerrettich noch 1 EL frisch geriebenen Ingwer und einen Spritzer Zitrone hinzugeben. Zubereitung und Dosierung wie bei Meerrettich-Honig-Sirup.

Russisches Hausmittel bei Halsschmerzen

Geeignet für ältere Kinder und Erwachsene

1 EL frisch geriebenen Meerrettich, 1 TL Honig, 1 Msp. gemahlene Gewürznelken in ein Glas mit warmem Wasser geben, alle Zutaten gut verrühren und die Mischung in kleinen Schlucken trinken.

Meerrettich-Nackenkompresse

Um die Sekrete zum Fließen zu bringen

Die Anwendung ist für Erwachsene und größere Kinder und nur zur Kurzzeitanwendung geeignet. Zwischen jeder Anwendung sollten 24–48 Stunden vergehen. Insgesamt nicht länger als 2 Wochen anwenden.

1 TL frisch geriebenen Meerrettich in ein dünnes Baumwolltuch einschlagen, zu einer kleinen Kompresse formen und diese bis zu 3 Minuten in den Nacken legen. Die scharfe Wurzel regt nicht nur lokal, sondern auch reflektorisch in den Nebenhöhlen die Durchblutung an, sodass zähes Sekret besser fließen kann. Beginnt die Hautstelle zu brennen, die Kompresse frühzeitig entfernen. Zur Pflege die Haut anschließend mit etwas Pflanzenöl einreiben.

Meerrettich-Breiauflage

Bei einer verschleimten Brust

Zunächst den Brustbereich mit etwas Olivenöl oder einer verträglichen Hautsalbe einreiben. Dann 1–2 TL fein geriebenen Meerrettich dünn auf ein Baumwolltuch (Geschirrtuch) aufstreichen. Das Tuch auf eine Größe von etwa 20×40 cm einschlagen. Mit der Stoffseite auf die Brust legen und die Packung so lange belassen, bis sich die Haut rötet oder zu brennen beginnt. Mehr als 5 Minuten sollte die Behandlung jedoch nicht dauern.

Antiviraler Frischpflanzenpresssaft

Aus der Wurzel mit dem Entsafter herzustellen

Davon bis zu 3-mal täglich 20 Tropfen zwischen den Mahlzeiten verdünnt mit etwas Wasser einnehmen. Die Anwendung ist nur für robuste Erwachsene und zur Kurzzeitanwendung bei akuten Infekten gedacht.

Fertigpräparate: ANGOCIN Anti-Infekt N (Repha), Kapuzinerkresse-Meerrettich-Kapseln (Kräuterhaus Sanct Bernhard), Alpenkraft Kapuzinerkresse-Meerrettich Kapseln (Salus).

MELISSE *Melissa officinalis*

Die Melisse, wegen ihres zitrusartigen Duftes auch Zitronenmelisse genannt, ist ein beruhigendes Heilkraut, das häufig bei Unruhe, Anspannung und Schlafstörungen gebraucht wird. In beunruhigenden Zeiten, wie sie während einer Epidemie oder Pandemie herrschen, ist das schon Grund genug, um die Pflanze näher zu betrachten. Kommen dann noch antivirale Eigenschaften hinzu, darf die beliebte Gartenpflanze in einem Buch über Heilpflanzen gegen Viren nicht fehlen.

Im Garten

Zwar ist die Melisse im östlichen Mittelmeergebiet beheimatet, sie wächst aber schon seit mehreren Jahrhunderten auch in den mitteleuropäischen Gärten. Selten verwildert sie, und dann begegnet man ihr auf Waldschlägen oder neben Forststraßen. Sie ist ausdauernd und genügsam und kann leicht das Kräuterbeet überwuchern, wenn man sie gewähren lässt. Das Lippenblütengewächs zieht zur Blütezeit die Bienen an und wird deswegen bei uns nicht nur zu Heil- und Gewürzzwecken, sondern auch als Bienenfutterpflanze gezogen. Die Melisse bevorzugt nährstoffreiche, warme und trockene Lehm- oder lehmige Sandböden. Bei ihr gibt es kaum Verwechslungsgefahr. Ihre Blätter sind herz- oder rautenförmig, außen regelmäßig gesägt, und sie verströmen beim Zerreiben einen zitrusartigen Duft. Relativ unscheinbar sind die blassgelben, quirlig angeordneten Blüten. Erst bei näherer Betrachtung erkennt man die typische Lippe der Lippenblütengewächse.

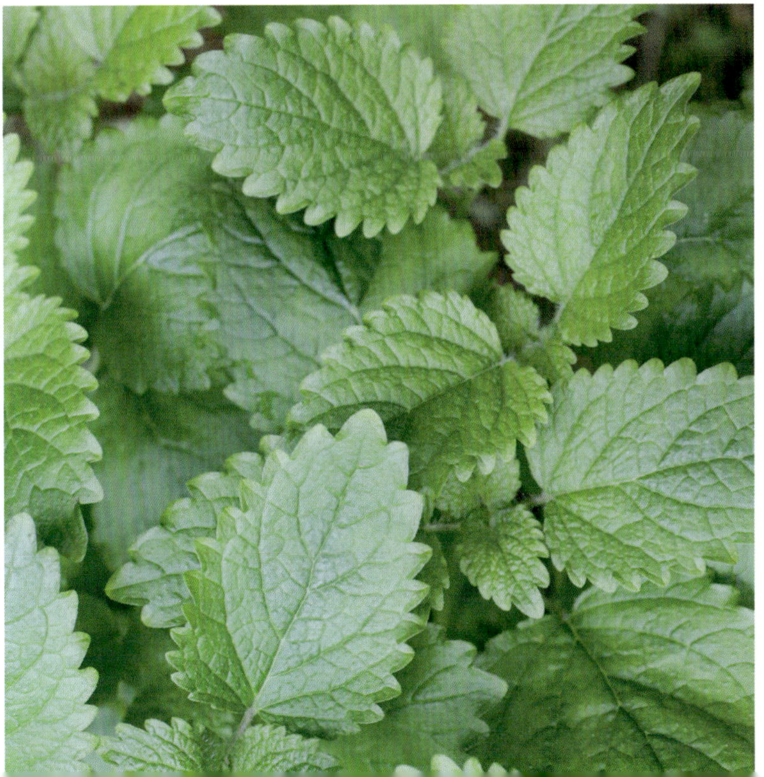

Melisse

Verwendete Teile, Ernte

Bei der Melisse ist der Erntezeitpunkt entscheidend für die Heilkraft: am besten kurz vor der Blüte. An sonnigen Tagen, zwischen 11 und 12 Uhr, wenn sich die ersten Knospen zeigen, ist der Gehalt an ätherischem Öl am höchsten. Das Trocknen von Melissenblättern bringt ein eher suboptimales Ergebnis. Innerhalb kurzer Zeit verringert sich der Wirkstoffgehalt erheblich und das zitrusartige Aroma schwindet.

Inhaltsstoffe

Frische Blätter enthalten stark flüchtige ätherische Öle. Hauptkomponenten sind Citral, Citronellal, Linalool sowie Geraniol und Nerol. Bedeutend sind die Labiatengerbstoffe (Rosmarinsäure), daneben finden sich Flavonoide, Bitterstoffe, Harze, Saponine, Vitamin C.

Labiaten-Gerbstoffe
sind Pflanzengerbstoffe, die in Lippenblütengewächsen (Labiatae = veraltete Bezeichnung für Lippenblütengewächse) vorkommen. Sie lindern Entzündungen, dichten Gewebe ab und verringern so die Eintrittspforten für Viren und Bakterien. Der Ester der Kaffeesäure wird als Rosmarinsäure bezeichnet. Er ist ein natürlicher Abwehrstoff gegen Bakterien, Pilze und Viren.

Aus der Praxis

Die Zitronenmelisse ist auch ein beliebtes Küchenkraut und verleiht den Speisen einen gewissen Frischekick. Nur sollten Sie die Blätter nicht mitkochen, denn dann verlieren sie Farbe und Aroma. Frisch eignen sie sich gut zum Aromatisieren von Marmeladen, Salaten, Obstsalaten, Geflügel- und Fischgerichten sowie als Verzierung für Torten und Desserts.

Achten Sie beim Kauf von ätherischem Melissenöl auf die Qualität. Echtes Melissenöl (*Melissa officinalis*) ist teuer, da je nach Qualität der Ware 4–8 Tonnen Melissenblätter gebraucht werden, um 1 l reines ätherisches Melissenöl zu gewinnen. Preisgünstige Öle werden oft aus dem Ostindischen Zitronengras (*Cymbopogon flexuosus*) gewonnen, das zwar ähnlich duftet, aber nicht die Heilkraft der Melisse besitzt.

Antivirale Wirkung

Die Melisse ist vor allem für die Stimmungsaufhellung bekannt. Schon Hildegard von Bingen wusste, dass sie das Herz erheitert und fröhlich macht. Gleichzeitig beruhigt sie die Nerven, weshalb sie bei Schlafstörungen gebraucht wird, sie wirkt gegen Krämpfe und ist hilfreich bei Ängsten und leichten Formen von Depressionen. Melissen-Anwendungen sind gut verträglich und für Kinder und Erwachsene gleichermaßen geeignet.

Als antiviral wirkende Heilpflanze ist die Melisse vor allem wegen ihrer Anti-Herpes-Wirkung bekannt. Gerbstoffe wie auch die Rosmarinsäure dichten Gewebe ab und verhindern zuverlässig das Einwandern der Viren in die Zelle. Im Gegensatz zu chemisch hergestellten Arzneimitteln treten bei der Melisse weder ein Gewöhnungseffekt noch Nebenwirkungen auf. Gegen Aciclovir, dem bekannteste Arzneistoff zur Behandlung von Herpes-Infektionen, entwickeln Herpes-simplex-Viren zunehmend Resistenzen.

Lippenherpes wird durch eine Infektion mit dem Herpes-simplex-Virus Typ 1 (HSV-1-Virus) ausgelöst. Zunächst zeigt sich ein leichtes Kribbeln oder Spannungsgefühl, und nach kurzer Zeit bilden sich mit Flüssigkeit gefüllte Bläschen. Sie sind hochansteckend, aber gut behandelbar. Rechtzeitig – also bei den ersten Anzeichen einer Infektion – mit Melissenpräparaten behandelt, vermindern sich Dauer und Ausprägung der Symptome um die Hälfte. Pflegeprodukte und Salben gibt es in den Apotheken, selbstgemachte Rezepte für die Hausapotheke finden Sie im Rezeptteil. Für alle äußeren Anwendungen gilt es, die betroffenen Stellen täglich mehrfach zu behandeln, Einmalmaterial zu verwenden und generell auf Hygiene zu achten. Eine verdünnte Konzentration des ätherischen Öls von etwa 1 % genügt, zumal Überdosierungen hautreizend wirken. In der TCM werden äußere Anwendungen der Melisse zudem bei Herpes-zoster-Infektionen gebraucht. Wie bei Herpes simplex entstehen auch bei Zosterinfektionen schmerzhafte Bläschen auf der Haut.

Neu sind Ergebnisse über die Melisse – genauer gesagt zu ätherischem Melissenöl – die auf eine Wirksamkeit als natürliches Prophylaktikum und Therapeutikum von Influenza-Viren Typ A hindeuten, welche zunehmend Resistenzen gegen Virostatika entwickeln. Die Ergebnisse zeigen, dass ätherisches Melissenöl hemmend in den Vermehrungszyklus von Viruspartikeln eingreifen kann. Gleiches gilt für bestimmte Enteroviren, die jedoch auf dem europäischen Kontinent kaum eine Rolle spielen. Melissenhydrolate oder Melissenwässer (siehe Fertigpräparate) können Sie in Zeiten erhöhter Ansteckungsgefahr als desinfizierendes Raumspray versprühen oder auch in die Aromalampe und den Wasserbrunnen geben.

Hinweise

Die Verträglichkeit von Melisse ist sehr gut, ihr allergisches Potenzial sehr gering. Bei behandlungsbedürftigen Schilddrüsenerkrankungen – insbesondere bei Schilddrüsenunterfunktion – sollten Sie vor inneren Anwendungen und vor Langzeiteinnahme fachkundigen Rat einholen.

REZEPTE *mit Melisse*

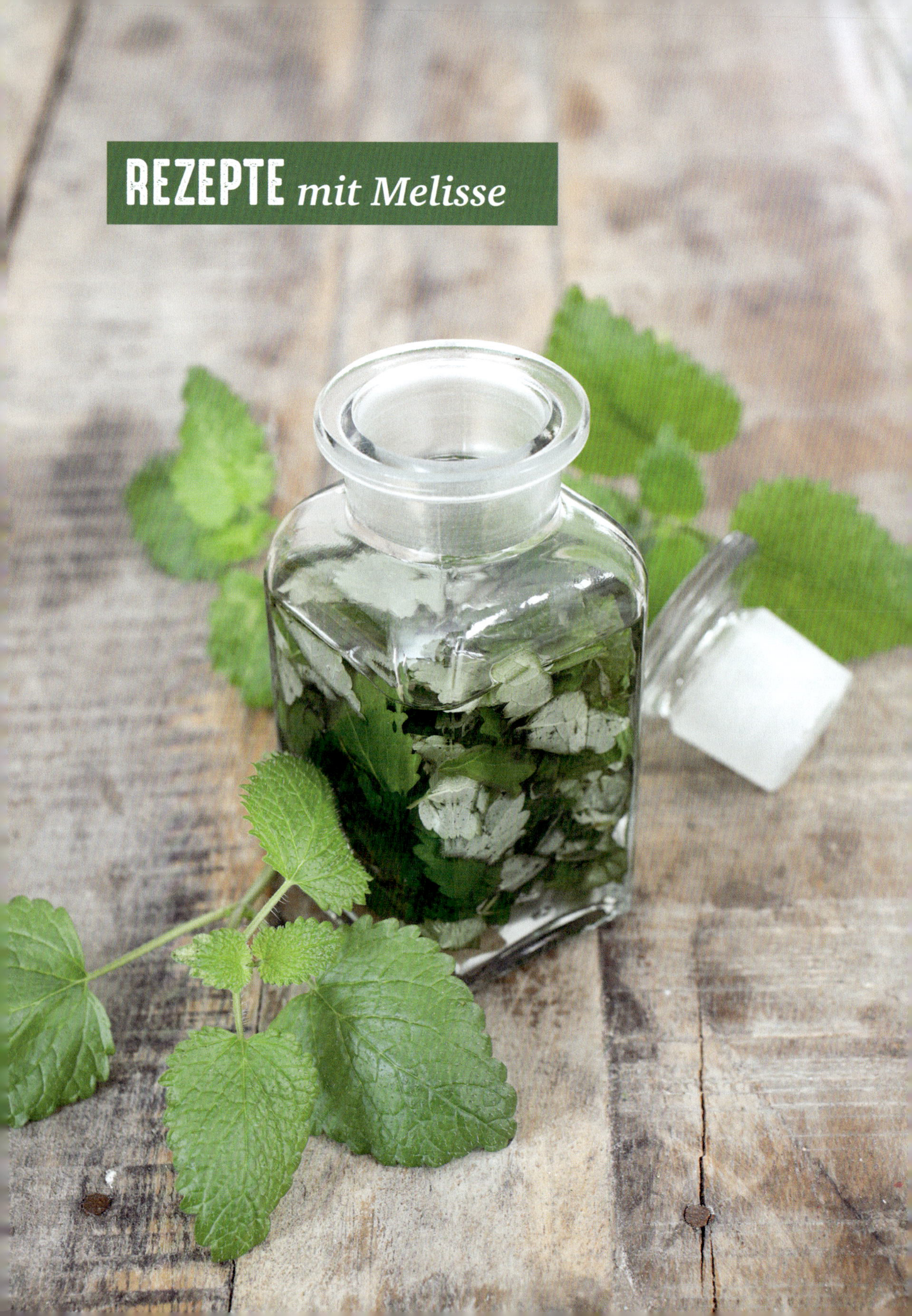

Ölmazerat

Zum Auftragen auf Herpesbläschen

Eine Handvoll frisch geernteter Melissenblätter einige Stunden im Schatten anwelken lassen, grob hacken, mit Pflanzenöl (Mandelöl, Olivenöl) übergießen und 14 Tage ziehen lassen, dabei den Ansatz täglich wenden, um eine gleichmäßige Durchmischung zu gewährleisten. Die Blätter mit Hilfe eines Filters vom Öl trennen und das Gemisch in kleinen Flaschen gut verschlossen an einem dunklen und kühlen Ort aufbewahren. Die Haltbarkeit beträgt mehrere Monate. Das Ölgemisch mehrmals täglich mit einem Wattestäbchen auf die betroffenen Stellen auftragen.

Pflanzensaft - schnell hergestellt

Wenn sofort Hilfe bei Herpesbläschen gebraucht wird

Eine kleine Handvoll Melissenblätter in den Mixer geben, einige Spritzer Wasser hinzufügen und auf Höchststufe pürieren. Den so gewonnenen Pflanzensaft durch ein Leinentuch drücken und in einem ausgekochten Schraubglas auffangen. Um einen Keimbefall zu vermeiden, den Ansatz täglich frisch zubereiten und danach kühl stellen. Die betroffenen Hautstellen mehrmals täglich mit einem in den Saft getunkten Wattestäbchen betupfen.

Selbstgemachte Melissensalbe

Als Lippenbalsam für Zuhause und unterwegs

Frisch geerntete, gesäuberte und grob zerkleinerte Melissenblätter in ein ausgekochtes Schraubglas geben und mit gutem Trägeröl (Beispiel Sonnenblumenöl) übergießen. Nach gut 2 Wochen sind die Wirkstoffe in das Öl übergegangen. Jetzt die Pflanzenteile absieben. Das Öl erhitzen und Bienenwachs im Verhältnis 10:1 zugeben. Sobald das Wachs schmilzt und sich vollständig gelöst hat, alle Zutaten gut verrühren, in ein Döschen umfüllen und aushärten lassen. Mehrmals täglich mithilfe eines kleinen Spatels auf die Lippen auftragen.

Melissen-Teezubereitung

Für Groß und Klein

Ein mildes Sedativum und deshalb hilfreich in turbulenten Zeiten wie einer Pandemie, gleichzeitig hat der Tee eine milde antivirale Wirkung

1–3 TL frische Melissenblätter mit 1 Tasse heißem Wasser überbrühen und zugedeckt 7–10 Minuten ziehen lassen. Die Tagesdosis für Kinder im 1. Lebensjahr beträgt 0,2–0,5 g, für Kinder von 1–4 Jahren 0,5–1,5 g, für Kinder von 4–10 Jahren 1,5–3 g, und ältere Kinder können die Erwachsenendosis, hergestellt aus 1,5–4,5 g Melissenblätter, trinken.

Fertigpräparate: LomaHerpan-Creme, Melissenwasser Bio (Maienfelser Naturkosmetik), Melisse Bio ätherisches Öl (Primavera), Melissenblätter zur Teezubereitung (Bombastus), Melisse naturreiner Heilpflanzensaft Schoenenberger.

Melissen-Tinktur

OLIVENBLATT *Olea europaea*

Um den Ölbaum ranken sich viele Mythen und Geschichten. Bei den alten Griechen wurde er als Geschenk der Götter angesehen und verehrt, im antiken Rom trugen die Sieger der Olympischen Spiele Kronen aus geflochtenen Olivenzweigen. Er gehört zu den langlebigsten Pflanzen, kommt mit kargen und trockenen Böden zurecht und besitzt ein pflanzeneigenes Immunsystem, das Fressfeinde wie Parasiten, Bakterien, Viren und Pilze abwehrt. Im alten Ägypten sollen seine gepressten Blätter zum Schutz der mumifizierten Leichen verwendet worden sein.

Im Kübel ziehen

Während der mediterrane Baum in seiner Heimat 20 Meter Höhe und ein biblisches Alter erreicht, lässt er sich bei uns wegen der fehlenden Winterhärte meist nur im Kübel ziehen. Meist wird er nicht höher als 1,5 m. Der Standort sollte möglichst sonnig sein, auch ein lichtdurchfluteter Wintergarten ist möglich. Ton- oder Terracottatöpfe eignen sich gut, da sie überschüssiges Wasser aufnehmen und verdunsten. Zusätzlich am Topfboden eine etwa 10 cm hohe Schicht aus Blähton einrichten. Die Erde sollte locker und durchlässig sein, am besten mit Sand gemischt. Er verträgt keine Staunässe und sollte nur sparsam gegossen werden. Düngen ist erst ab dem 2. Jahr nötig, ein Umtopfen wegen des langsamen Wachstumes nur alle paar Jahre. Erst nach 4–10 Jahren tragen die Bäumchen Früchte.

Verwendete Teile, Ernte

Der Olivenbaum mit seinen Früchten liefert nicht nur Nahrung und Holz; seine Blätter werden seit Jahrtausenden für medizinische Zwecke genutzt. Die Ernte erfolgt meist ganzjährig (einige Hersteller ernten die Blätter kurz vor der Blüte), den höchsten Gehalt an Oleuropein haben Wildoliven, die zudem nicht chemisch behandelt wurden. Die Lufttrocknung ist die schonendste und dauert etwa 2 Wochen. Die Blätter grob zerbröseln und in dunklen Gefäßen aufbewahren.

Inhaltsstoffe

Im Blatt: Oleuropein, Chlorophyll, Flavonoide (Olivin, Rutin, Hesperidin), Phenole (Kaffeesäure), organische Säuren, verschiedene Triterpene wie Oleanolsäure.

Oleuropein
ist ein in den Olivenblättern konzentrierter Bitterstoff und ein mächtiges Antioxidans, das in den Blättern um ein Vielfaches höher konzentriert als in Olivenöl vorkommt. Das Polyphenol hat jede Menge Vorteile für die Gesundheit; unter anderem wurden gefäßschützende, entzündungshemmende, antibakterielle, antivirale und immunmodulierende Eigenschaften dokumentiert.

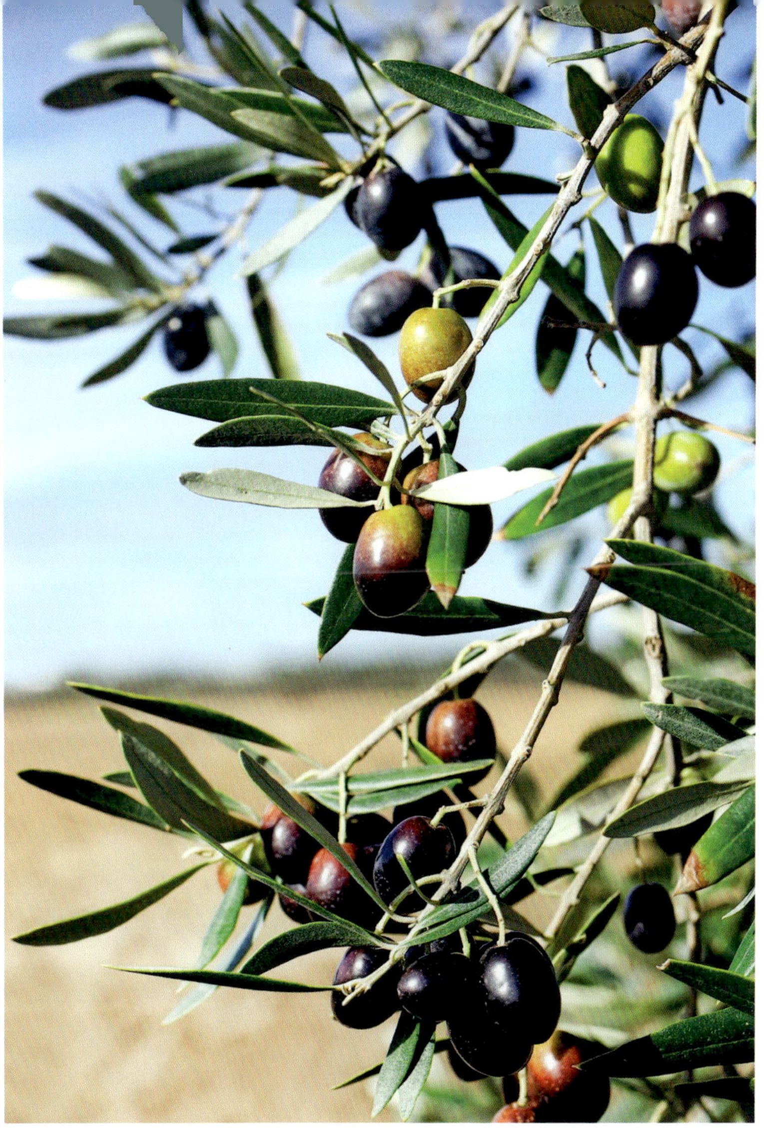

Olive

Aus der Praxis

Die gesundheitlichen Vorzüge der Früchte und des Öls sind weitaus bekannter als die der Blätter. Öl und Früchte sind Nahrungsmittel, die Ihr Immunsystem stärken und Entzündungsprozesse eindämmen. Dazu genügen schon 3 EL Olivenöl im Salat. Die hochwertigsten Öle haben die Bezeichnung „extra vergine" oder „extra nativ". Olivenöl ist ein guter Lieferant für Vitamin E und weitere Antioxidantien und schützt daher vor einem Übermaß an freien Radikalen.

Es gibt sowohl grüne als auch schwarze Oliven wie die Kalamata. Leider färben manche Hersteller die Oliven einfach schwarz und verwenden dazu Eisen-Gluconat (E 579). In geringen Mengen ist es nicht schädlich, außer Sie haben ohnehin einen zu hohen Eisenspiegel. In den Kochbüchern finden Sie leckere Rezepte mit Oliven und Olivenöl, darunter sommerliche Salate mit Tomaten und Knoblauch verfeinert.

Antivirale Wirkung

Fast alle Pflanzen des Mittelmeerraums besitzen als Schutz gegen umweltbedingte Stressfaktoren (UV-Strahlen, Hitze, Trockenheit, karge Böden) einen hohen Anteil an sekundären Pflanzenstoffen. Wie das Öl und die Früchte werden auch Olivenblätter schon seit Jahrhunderten in der Volksmedizin für Heilzwecke verwendet. Deren Zubereitungen halten die Gefäße elastisch, senken Blutdruck und Blutfettwerte und unterstützen bei Entzündungsprozessen, wie sie etwa bei Autoimmunerkrankungen vorkommen.

Olivenblattextrakte sind bewährte Therapieoptionen in den naturheilkundlichen Praxen. Sie zeichnen sich durch besonders hohe Konzentrationen an Phenolverbindungen (bioaktive Substanzen mit gesundheitlichem Nutzen) aus. Die Extrakte werden in Reformhäusern, Apotheken und Onlineshops angeboten. In verschiedenen Versuchsreihen haben sich die Extrakte als wirksam gegen zahlreiche Mikroorganismen erwiesen. Darunter waren auch Viren wie Influenza-, Parainfluenza-, Coxsackie-, Varicella-zoster-, Epstein-Barr- und Retroviren. Vermutlich interagieren einige Olivenblattbestandteile mit den Proteinen von Viruspartikeln. So verringern sie die Ansteckungsgefahr und die Vermehrung der Viren.

Durch Laborversuche weiß man auch, dass bestimmte Zellen der Immunabwehr (die Phagozyten) durch Olivenblattextrakt stimuliert werden und so das Immunsystem deutlich entlastet wird. Zudem trägt der Chlorophyll-Anteil dazu bei, dass die Bildung der roten Blutkörperchen angeregt wird.

Aus der Erfahrungsheilkunde weiß man, dass besonders zu Beginn eines Infekts das Gurgeln mit Olivenblatt-Tee und die Einnahme eines Extrakts die Schwere des Verlaufs viraler Infektionen deutlich gemildert und verkürzt wird. Einige Forscher diskutieren, ob Olivenblätter künftig Bestandteil von antiviralen Medikamenten werden.

Zudem hat der Extrakt auch eine pilzfeindliche Wirkung und kann deshalb bei wiederholten Problemen im Bereich der Harnwege und Genitalien (Blasenentzündungen, Scheidenpilz) hilfreich sein.

Hinweise

Lediglich bei Langzeiteinnahme von Olivenblattextrakten besteht die Möglichkeit von Wechselwirkungen mit Blutdrucksenkern und Herzmedikamenten (Antiarrhythmika). Bei Gallensteinleiden oder entzündlichen Erkrankungen der Leber (Hepatitis) sollten Sie vor Einnahme des Extrakts den Arzt befragen.

REZEPTE mit Olivenblatt

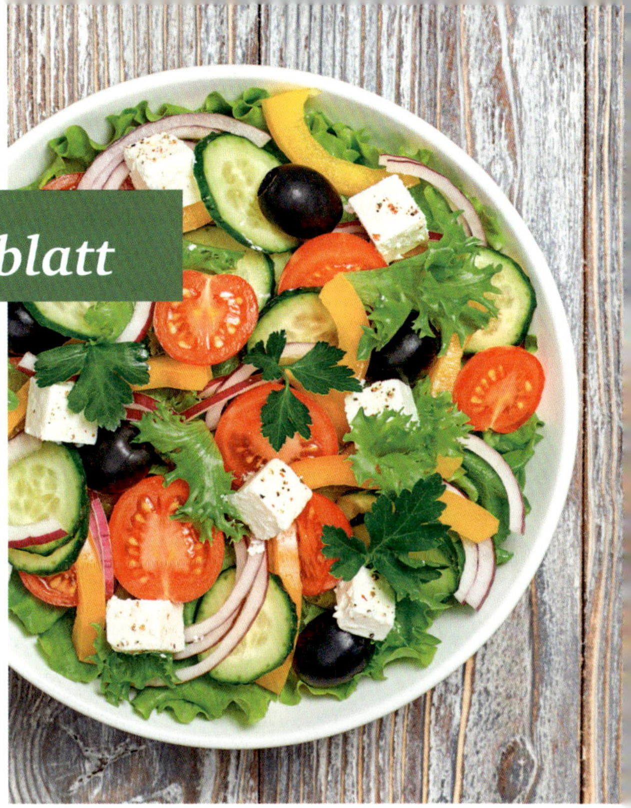

Tee aus Olivenblatt

Zur Prävention und Therapie viraler Erkrankungen und zum Gurgeln

2 TL (ca. 3 g) getrocknete Olivenblätter mit ¼ l siedendem Wasser übergießen, 10–20 Minuten zugedeckt ziehen lassen. 3–4 Tassen täglich können Erwachsene davon über den Tag verteilt trinken, Schulkinder bis zu 2 Tassen. Der Tee hat eine goldgelbe Farbe, schmeckt angenehm aromatisch und hat eine leichte Bitternote. Er kann auch zum Gurgeln in der Mundhöhle und im Hals- und Rachenraum verwendet werden.

Salat mit Oliven und Olivenöl

Für ein stabiles Immunsystem

- 3 vollreife Tomaten, mittelgroß
- 80–100 g grüne Oliven, entsteint
- 1 Schalotte
- 1 Knoblauchzehe
- 2 EL Olivenöl, extra vergine
- 1 EL Zitronensaft
- Salz und Pfeffer aus der Mühle
- Petersilie

Tomaten in kleine Stücke teilen, die Schalotte in Ringe schneiden, den Knoblauch schälen, in dünne Scheiben schneiden, Oliven halbieren (je nach Größe) und alles zusammen in eine Schüssel geben. Öl, Zitronensaft, Pfeffer und wenig Salz verrühren, mit den anderen Zutaten mischen und zum Schluss mit etwas Petersilie betreuen. Als Beilage, Zwischenmahlzeit oder zum Abendbrot servieren.

Fertigpräparate: Olivenblattextrakt Kapseln hochdosiert (Sunday Natural), Bio Olivenblatt Tee (A. Weltecke), Olivenblatt Tinktur (Sagrusan), Olivysat novo Bürger Dragees, Olivenblatt Elixier (Natuvis).

Oliven und Olivenöl im Salat schmecken nicht nur gut, sondern stärken auch das Immunsystem.

Dosierung der Tinktur

(siehe Fertigpräparate)

Bis zu 3-mal täglich 1 EL verdünnt in etwas Wasser einnehmen.

Dosierung des Elixiers

(siehe Fertigpräparate)

1–3 Likörgläser pro Tag pur oder mit Wasser verdünnt einnehmen.

PFEFFERMINZE *Mentha × piperita*

Verschiedene Minzarten sind schon vor vielen Jahrhunderten von Asien über das Mittelmeergebiet in unsere Breiten gelangt. Vermutlich ist erst im 17. Jahrhundert durch Kreuzung oder durch Zufall in England eine Naturhybride, die heute so beliebte Pfefferminze, entstanden. Sie unterscheidet sich von anderen Minzen durch ihren hohen Mentholgehalt und den scharfen Geschmack, daher der Name „Pfeffer-Minze". Sie hat ein breites Wirk- und Anwendungsspektrum in der Naturheilkunde. Unter anderem sind die Blätter und das Öl ein wirksames Mittel bei verschiedenen viralen Erkrankungen.

Im Garten

Das Lippenblütengewächs lässt sich einfach im Garten ziehen. Pfefferminze ist eine reine Kulturpflanze (eine Kreuzung aus der Wasser- und der Grünen Minze und womöglich einer dritten Art) und kommt in der Natur nicht vor. Als sterile Hybridpflanze kann sie nur über Stecklinge oder Wurzelausläufer vermehrt werden, denn durch Samen kommt es zur Rückkreuzung in Minzarten ohne Menthol. Die Bestände im Garten sollten daher auch alle 2 Jahre umgepflanzt werden.

Verwechslungsgefahr gibt es eigentlich nicht. Die krautige Pflanze hat den typischen Pfefferminzgeruch, die Blätter sind meist dunkelgrün, haben Öldrüsen, die Sie als dunkelgrüne Punkte erkennen können, einen scharf gesägten Rand, die Stängel sind vierkantig und rötlich angelaufen. Blütezeit ist von Juli bis September. Die kleinen rosafarbenen bis violetten Blüten stehen in Scheinähren.

Pfefferminze

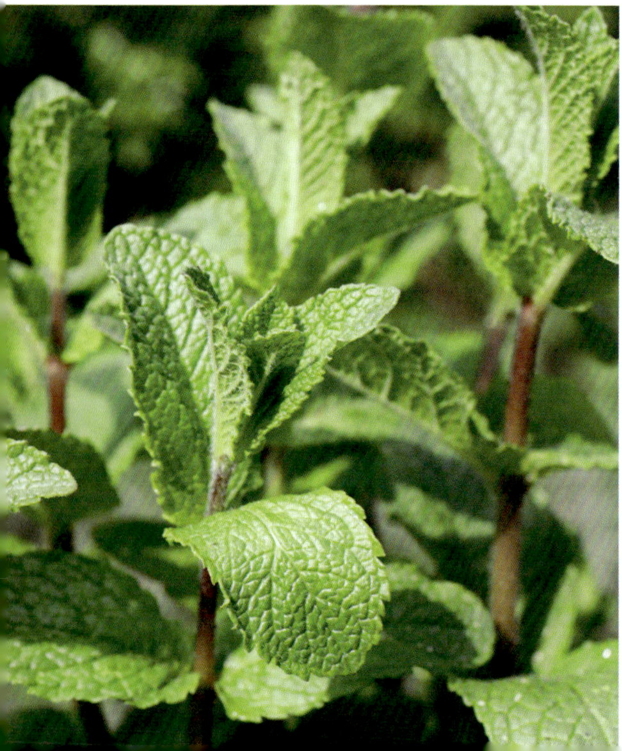

Verwendete Teile, Ernte

Für Heilzwecke werden die frischen oder getrockneten Blätter wie auch das daraus gewonnene ätherische Öl verwendet. Der beste Erntezeitpunkt ist zu Beginn der Blütezeit in den Vormittagsstunden, denn da ist der Mentholgehalt am höchsten. Das ist je nach Witterung und Lage Mitte bis Ende Juli der Fall. Größere Bestände können Sie büschelweise ernten, dann die Blätter von den Stängeln abstreifen und an einem luftigen, warmen und schattigen Ort einlagig zum Trocknen auslegen, ehe Sie sie in Porzellandosen oder dunklen Gläsern aufbewahren.

Inhaltsstoffe

Das Kraut der Pfefferminze enthält circa 1 % ätherisches Öl mit den Hauptbestandteilen Menthol und Menthon sowie Gerbstoffe, Flavonoide, Triterpene und Phenolsäuren (Kaffeesäureabkömmlinge, Rosmarinsäure). Das ätherische Öl ist ein Konzentrat aus den Blättern. Die Gewinnung geschieht durch Wasserdampfdestillation. Neben Menthol und Menthon spielen noch andere Komponenten wie Cineol und Limonen eine Rolle.

Menthol,
der Hauptbestandteil des ätherischen Öls, ist Ursache für den frischen Minzegeruch. Es hat unter anderem eine stark desinfizierende und antimikrobielle (wirksam gegen Bakterien, Viren, Pilze, Parasiten) Wirkung und wirkt zugleich auf die kälteempfindlichen Nerven.

Aus der Praxis

Pfefferminz-Zubereitungen finden Sie nicht nur in der Heilkunde, sondern auch im Süßwarenregal oder in der Drogerieabteilung. Schokoladen, Bonbons, Cocktails und Mundpflegeprodukte werden mit Pfefferminze aromatisiert. Zahnpasta ohne den erfrischenden Pfefferminzgeschmack würde ziemlich fad schmecken.

Pfefferminzlikör ist verdünnt genossen ein erfrischendes Getränk für die heißen Sommertage, kann aber auch als Geschmackskorrigens für Arzneien (jedoch nicht in Kombination mit homöopathischen Arzneien) verwendet werden. Dazu eine Handvoll frischer und verlesener Pfefferminzblätter in ein Schraubglas gegeben und mit 40%igem Alkohol (Korn) übergießen, bis die Blätter bedeckt sind. Das Glas zwei Wochen an einem dunklen Ort ziehen lassen. Dann in einem Topf 750 ml Wasser und 250 g Zucker zu Sirup verkochen, den Sud abkühlen lassen und den Pfefferminzansatz dazugeben. Den Likör in kleine Flaschen abfüllen. Mit Mineralwasser und einem Schuss Zitronensaft aufgefüllt, ergibt er an heißen Tagen ein erfrischendes Getränk.

Antivirale Wirkung

Die Pfefferminze ist bekannt für ihre krampflösende Wirkung bei Oberbauchbeschwerden oder die schmerzlindernde Wirkung bei Kopfschmerzen. Sie ist aber auch ein Heilmittel bei Infekten, die durch Bakterien oder Viren ausgelöst werden. Im Orient, dort also, wo Hitze das Wachstum von Mikroorganismen begünstigt, wird sehr viel Minztee getrunken. Selbst warm getrunken kühlt er den Körper und ist ein effektiver Schutz vor der Ausbreitung von Epidemien. Beispielsweise hemmt die Pfefferminze das Wachstum von Staphylokokken, Escherichia coli oder Pseudomonaden. Wegen ihrer antiviralen Eigenschaften kann sie gute Dienste bei viral bedingten Durchfällen (therapiebegleitend bei Noro- und Rotaviren) leisten und ganz allgemein bei Erkrankungen der Atemwege. Schon bei einer Teemedikation wird der Auswurf von Sekreten gefördert. Der gesamte Bronchialbaum ist mit mikroskopisch kleinen Flimmerhärchen ausgekleidet. Sie befördern Fremdstoffe aus den Lungen nach draußen. Pfefferminzöl regt diese Härchen zu erhöhter Tätigkeit an, sodass auch festsitzender Schleim abgehustet werden kann – Viren und Bakterien verlassen also auf mechanischem Weg den Körper. Bei einer Inhalation oder einer Einreibung mit dem verdünnten ätherischen Öl lösen sich Krämpfe in den Bronchien, sodass der Atem freier wird.

Die Anwendungsgebiete von Pfefferminz-Zubereitungen reichen von banalen Erkältungskrankheiten, Schnupfen, Hals- und Rachenschmerzen, Bronchitis, Mittelohrentzündung bis hin zu Grippe im Anfangsstadium und Herpes-simplex-Infektionen. In einigen Kulturkreisen werden sie auch zur Begleitbehandlung bei Keuchhusten, Masern und Röteln gegeben. Wegen ihrer kühlenden Eigenschaften eignen sich Pfefferminz-Zubereitungen in Form von Wickeln (siehe Rezeptteil) bei allen Infektionen, die mit einer erhöhten Temperatur oder Fieber verbunden sind.

Wissenschaftler konnten beispielsweise im Nährmedium durch Zugabe von Pfefferminzöl die Viruskonzentration von Herpes-Viren um mehr als 90 % verringern. Zudem sind entzündungshemmende, immunmodulierende Eigenschaften wie auch die Wirkung gegen RSV-Viren (Auslöser für akute Atemwegsinfekte bei Babys und Kleinkindern) und Influenza-A-Viren nachgewiesen worden. Vermutlich werden noch weitere Viren in der Ausbreitung durch Pfefferminz-Zubereitungen gehemmt; die Forschung ist längst noch nicht abgeschlossen. Zudem haben die Gerbstoffe in den Pfefferminzblättern moderate antivirale Eigenschaften.

Hinweise

Gegenanzeigen für die Anwendung von Pfefferminzblättern sind Gallensteinleiden, Verschluss der Gallenwege und schwere Leberschäden. Vorsicht ist auch bei starker Magenübersäuerung geboten, die durch Pfefferminztee noch verstärkt werden kann. Abends sollten Sie keinen Pfefferminztee mehr trinken, weil Pfefferminze den Magenpförtner etwas entkrampft und dadurch Magensäure in die Speiseröhre gelangen kann. Spätestens nach 6 Wochen sollten Sie die Teeanwendung für mehrere Wochen unterbrechen, da die Pfefferminze bei Langzeitanwendung die Leber etwas angreifen kann.

Für die Anwendung mit Pfefferminzöl gelten noch umfassendere Vorsichtsmaßnahmen. Es ist neben den oben genannten Punkten nicht geeignet für die Behandlung von Säuglingen und Kleinkindern. Beim Einatmen von mentholhaltigen Ölen kann es reflektorisch zum Atemstillstand kommen. Deshalb das Öl niemals in die Nase oder überhaupt im Bereich des Gesichts träufeln. Vorsorglich wird von der Anwendung bei Kindern unter dem 4. Lebensjahr abgeraten. Asthmatiker sollten beachten, dass sich bei einem Asthma-Anfall die Krämpfe verstärken können. Schwangere und Stillende sollten Pfefferminzöl nicht innerlich anwenden. Für alle anderen gilt: Durch die hohe Reizwirkung darf Pfefferminzöl nicht direkt auf die Schleimhäute oder auf offene Wunden aufgetragen werden. Auch eine zu hohe Konzentration in der Luft, wie sie beispielsweise in kleinen Räumen vorkommen kann, kann zu einer Reizung der Schleimhäute der Augen führen.

Grundsätzlich sollten Pfefferminz-Zubereitungen nicht gleichzeitig mit homöopathischen Mitteln angewendet werden, da sie deren Wirkung aufheben oder mindern. Pfefferminztee-Filterbeutel aus dem Supermarkt haben oft einen hohen Stängelanteil und einen geringen Gehalt an ätherischem Öl. Als Genusstee sind sie geeignet, für Heilzwecke eher nicht.

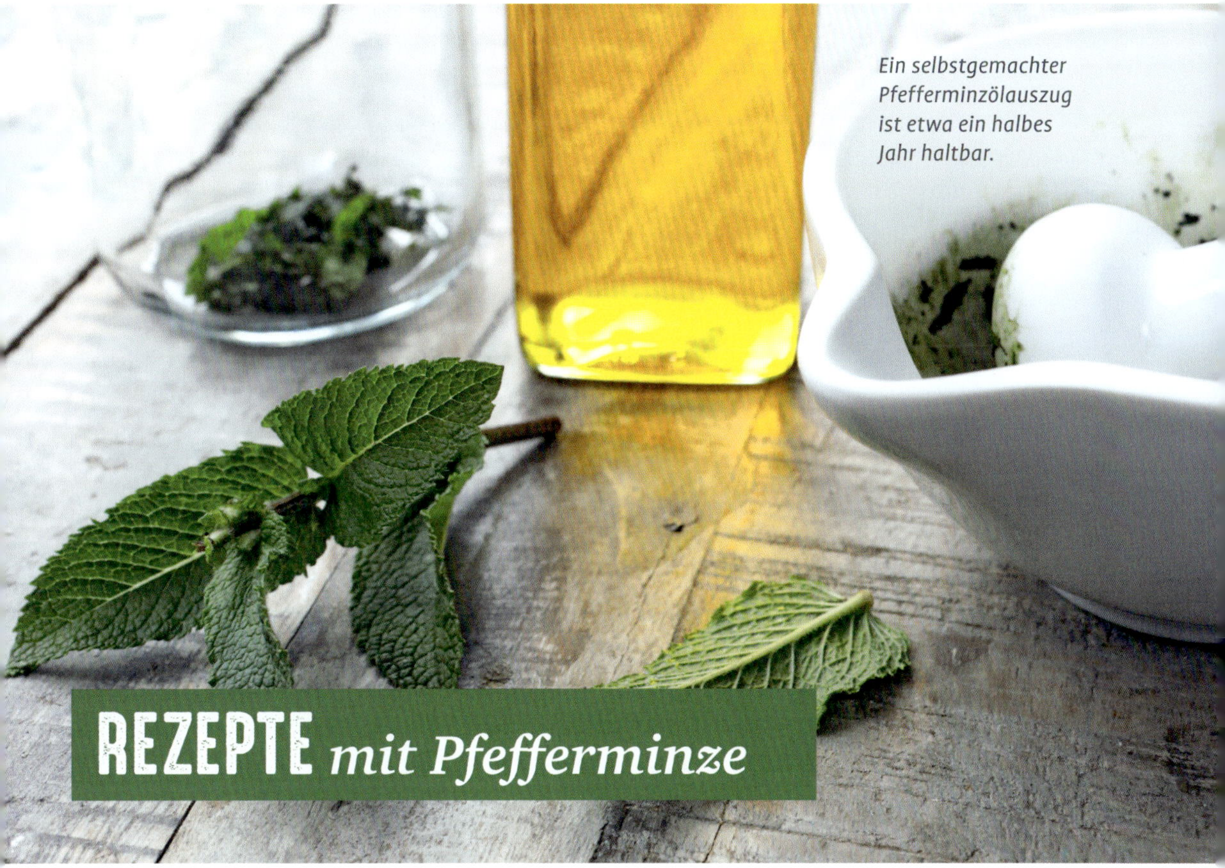
Ein selbstgemachter Pfefferminzölauszug ist etwa ein halbes Jahr haltbar.

REZEPTE mit Pfefferminze

Pfefferminztee

Für Groß und Klein bei allen zuvor genannten Infekten

1 TL getrocknete Pfefferminzblätter mit 1 Tasse (150 ml) siedendem Wasser übergießen, in einem bedeckten Gefäß 5–10 min stehen lassen, anschließend durch ein Teesieb geben. Bis zu 3-mal täglich 1 Tasse zwischen den Mahlzeiten trinken. Für Kinder gelten folgende Dosierungsangaben pro Tag: im 1. Lebensjahr 0,3–1 g, 1–4 Jahre: 1–3 g, 4–10 Jahre 3–5 g, ab dem 10. Lebensjahr gilt die Erwachsenendosis von 3–6 g.

Pfefferminz-Tinktur

Als Alternative zum Tee, für Erwachsene

Die Tinktur wird aus den Blättern hergestellt. In den Sommermonaten eine gute Handvoll schöner Pfefferminzblätter ernten, verlesen, waschen, mit der Salatschleuder trocknen und hacken. Geben Sie die Blattstücke in eine verschließbare Weithalsflasche und übergießen Sie sie mit Wodka oder Doppelkorn (Verhältnis 1 Teil Kraut, 5 Teile Alkohol). 10–14 Tage außerhalb der Reichweite von Kindern ziehen lassen, die fertige Tinktur ohne Blätter in eine andere Flasche umfüllen (am besten Braunglas). Bei akuten Beschwerden 20–30 Tropfen mit 50 ml Wasser mischen und mehrmals täglich davon kleine Schlucke davon trinken.

Ätherisches Pfefferminzöl

Für freies Durchatmen, zum Einreiben auf die Brust

Das Öl niemals pur auf die Haut auftragen. Eine Verdünnung von maximal 5 Tropfen Öl verrührt in 50 ml Basisöl (wahlweise Mandelöl, Sonnenblumenöl) ist hier völlig ausreichend. Bei Bedarf 2–3mal täglich eine kleine Menge auf die Brust einreiben.

Selbstgemachter Pfefferminzölauszug

Als Alternative zur Einreibung mit dem ätherischen Öl

Zwei Handvoll frische Pfefferminzblätter im Mörser anstoßen, bis der Zellsaft austritt, und sogleich in eine Weithalsflasche mit Schraubverschluss füllen. Mit ½ l neutralem Öl (kaltgepresstes Olivenöl, Sonnenblumenöl) übergießen. Den Ansatz auf der sonnigen Fensterbank 2 Wochen durchziehen lassen, das Gemisch täglich wenden, danach abseihen, die Rückstände gut auspressen und den fertigen Ölauszug in kleine Braunglasflaschen abfüllen. Beschriften und mit Datum versehen. Er ist etwa ein halbes Jahr haltbar. Kleinflächig und bei robusten Naturen kann der Ölauszug pur auf die Haut aufgetragen werden, bei sensiblen Menschen und Schulkindern nochmals um die Hälfte mit Basisöl verdünnen.

Inhalation

Bei (beginnenden) Entzündungen der oberen Luftwege sowie bei hartnäckigem Husten

Geben Sie etwa 1 l heißes Wasser in ein Gefäß (Porzellanschüssel) und träufeln Sie 3 bis 4 Tropfen Pfefferminzöl hinein. Das Öl mit einem Holzstäbchen verrühren. Zur Inhalation ziehen Sie sich bitte ein großes Handtuch über den Kopf, 5 Minuten abwechselnd über Mund und Nase einatmen. Alle 10 Atemzüge das Handtuch kurz lüften. Inhalieren Sie je nach Intensität der Beschwerden 2- bis 3-mal täglich, aber insgesamt nicht länger als 1 Woche.

Für die Duftlampe

Zur Raumerfrischung und -desinfektion

Für kleine Räume mit weniger als 12 m² reichen etwa 3 Tropfen ätherisches Pfefferminzöl, mittelgroße Räume bis 20 m² können Sie mit 5 Tropfen und große Räume mit mehr als 20 m² mit bis zu 10 Tropfen beduften. Falls Sie zu den sensiblen Menschen gehören, richten Sie sich einfach nach Ihrer persönlichen Duftschwelle. Einfache Duftsteine, Aromalampen oder Aromadiffuser kommen infrage.

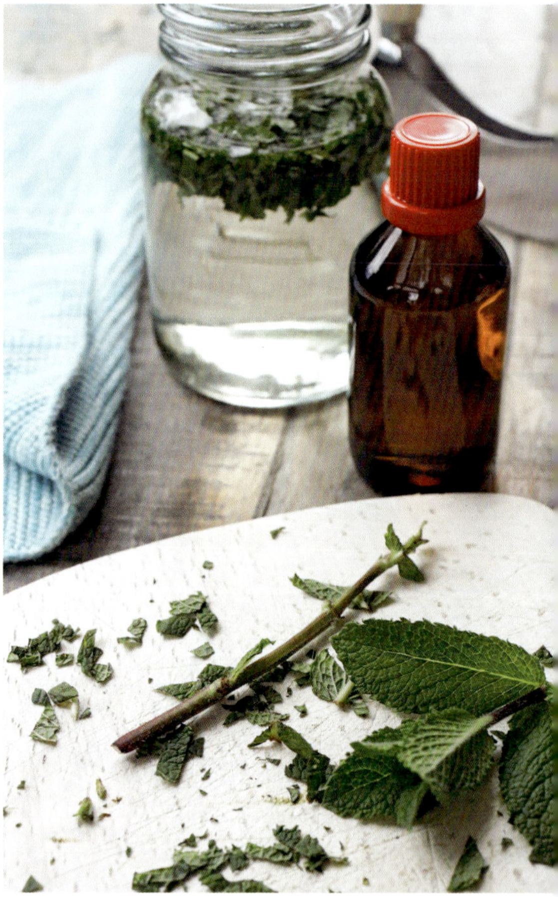

Zur Mundpflege und zum Gurgeln

Für die Mund- und Rachenschleimhaut

Bis zu 3 Tropfen Pfefferminzöl auf 1 Glas lauwarmes Wasser gegeben. Mehrere kleine Schlucke davon in die Mundhöhle geben, zwischen den Zähnen hin- und herziehen und zum Gurgeln verwenden. Das keimbelastete Wasser anschließend wieder ausspucken.

Wadenwickel mit Pfefferminzzusatz

Um Fieber zu senken

Am besten erst dann mit dem Wickel beginnen, wenn der Fiebergipfel erreicht ist. Zudem darf kein Schüttelfrost bestehen. Eine Temperatursenkung zwischen 0,5–1 °C pro Anwendung ist völlig ausreichend. Ansonsten besteht die Gefahr eines erneuten Fieberschubs und von Kreislaufproblemen.

Zwei Baumwolltücher (Geschirrtücher) mit lauwarmem Pfefferminztee tränken, etwas auswringen und faltenfrei um die Waden legen. Der Wickel muss kühler sein als der Patient, der Temperaturunterschied sollte aber maximal 10 °C betragen. Die Waden nun locker mit trockenen Tüchern abdecken und die Tücher bis zu ½ Std. liegen lassen. Je nach Bedarf den Wickel bis zu 3-mal täglich wiederholen und zwischendurch eine Temperaturkontrolle durchführen.

Kühlender Quarkwickel

Anwendung bei akuten Halsschmerzen mit Fieber

Der Wickel wirkt abschwellend, entzündungshemmend, schmerzlindernd und kühlt spürbar. Der Quark soll zwar kühl sein, jedoch nicht direkt aus dem Kühlschrank kommen. Mischen Sie 250 g Magerquark (am besten in Bioqualität) mit 2 Tropfen ätherischem Pfefferminzöl (in 10%iger Verdünnung). Ein Geschirrtuch anfeuchten, auf ca. 10 cm Breite falten, das Quark-Pfefferminz-Gemisch fingerdick auf das Tuch auftragen und um den Hals legen. Den Wickel mit einem Baumwollschal befestigen. Sobald er die Körpertemperatur erreicht hat, entfernen und gegebenenfalls bis zu 3-mal täglich anwenden.

Pfefferminzhydrolat (-wasser)

Als Spray beim Einkaufen oder in öffentlichen Verkehrsmitteln

Pfefferminzwasser gewinnt man durch Destillation des Pfefferminzkrauts. Das Wasser riecht und schmeckt scharf, es kühlt, erfrischt und hat leicht desinfizierende Eigenschaften. Jedoch sind Duft und Geschmack weitaus weniger ausgeprägt als beim ätherischen Öl. Im Zerstäuber aufbewahrt, wird es zunehmend beliebter, um sich vor Krankheitserregern zu schützen. Versprühen Sie bei Bedarf das Hydrolat in der Luft. In Apotheken und Onlineshops sind Fertigprodukte (siehe unten) erhältlich.

Fertigpräparate: Pfefferminze bio ätherisches Öl (Primavera), Pfefferminzöl Bombastus, Primavera Pfefferminzwasser bio Frischekick (Hydrolat), Weleda Nasenöl und Weleda Schnupfencreme (Kombipräparate), Rhinodoron Nasenspray Weleda, OLBAS Lutschtabletten (Salus), Salus Pfefferminz Tee, Mundspray Bombastus, Pfefferminzblätter Bombastus.

Pfefferminz-Tinktur

RINGELBLUME *Calendula officinalis*

Aus Süd- und Osteuropa hat die Ringelblume schon vor vielen Jahrhunderten zu uns gefunden. Lange Zeit war sie eine bedeutende Heilpflanze und wurde deswegen nicht nur in die Bauerngärten gepflanzt, sondern auch im Officin gehandelt, dem Verkaufsraum der Apotheken (daher der Artname *officinalis*). Ihr Gattungsname Calendula bedeutet „kleiner Kalender", vermutlich weil sie über viele Kalendermonate hinweg blüht. Sie ist nicht nur eine bedeutende Wundheilpflanze; innere Anwendungen sind hilfreich bei Entzündungen oder geschwollenen Lymphknoten, hervorgerufen durch bakterielle und virale Infekte.

Im Garten oder in der Natur

So gut wie jeder Hobbygärtner liebt die Ringelblume. Sehr zuverlässig keimt sie schon nach wenigen Tagen und treibt dann aus einer spindelförmigen Wurzel bis zu 50 cm hohe aufrechte und etwas behaarte Stängel mit weichen, fast spatelförmigen Blättern. Ihre sattgelben bis dunkelorangefarbenen Korbblüten leuchten von Juni bis zu den ersten starken Nachtfrösten. Namensgebend für den deutschen Namen waren die stark gekrümmten und ringförmig angeordneten Samen.

Rund um Haus und Hof findet man die Ringelblume verwildert an sonnigen Wegrändern und entlang von Zäunen. Sie ist nicht nur wegen ihrer Heilkräfte beliebt. Schützt sie doch als Randbepflanzung die Gemüse- oder Erdbeerbeete vor Fadenwürmern (Nematoden); zugleich lockert sie die Erde mit den Pfahlwurzeln. An vollsonnigen Standorten gedeiht sie besonders prächtig. Der Boden sollte etwas lehmig und nicht allzu feucht sein.

Verwendete Teile, Ernte

In der Heilkunde werden meist nur die Zungenblüten verwendet. In den Apotheken werden in der Regel nur Zungenblüten voll entfalteter Blütenstände angeboten. Viele Heilkundige schätzen wegen des hohen Gehalts an Carotinoiden und dem höheren Gehalt ätherischen Öls auch die Kelchblüten. Das Sammeln lohnt sich also! Bester Erntezeitpunkt ist die Mittagszeit in den Sommermonaten. Wählen Sie einen Tag, an dem es schon 2 Tage zuvor trocken war. Die voll aufgeblühten Blütenköpfe mit der Schere ernten und an einem gut belüfteten Platz mehrere Tage auf Tüchern oder Gittern ausbreiten und täglich wenden, bis das Sammelgut raschelt. Einige zupfen die Kelchblüten auch direkt vom Kelch ab. So vermeiden Sie einen Schimmelbefall. Wenn Sie nur die Zungenblüten verarbeiten wollen (was für Allergiker durchaus sinnvoll sein kann), diese vom Blütenboden abzupfen und anschließend trocknen.

Inhaltsstoffe

Ätherisches Öl (Zungenblüten 0,12 %, Kelchblüten bis 0,4 %), Triterpensaponine, Flavonoide, Carotinoide (Lutein, Zeaxanthin), Polysaccharide, Gerbstoffe, Cumarine.

Triterpensaponine
finden sich in den Blüten und im Kraut. Sie zählen zur großen Gruppe der sekundären Pflanzenstoffe und haben neben den immunregulierenden auch antivirale Eigenschaften. Triterpensaponine sind vermutlich nur gegen Viren mit Hülle wirksam – zu denen auch SARS-CoV-2 gehört, der Erreger von COVID-19.

Aus der Praxis

Ringelblumen sind echte Wetterpropheten. Ein sonniger Tag ist sicher, wenn sich früh morgens geöffnete Blüten zeigen. Sind die Blüten morgens geschlossen, wird es Regen geben.

Sie können die Blüten auch noch anderweitig nutzen. Zum Färben beispielsweise. Nicht nur Wolle, auch Käse und Butter bekommen durch den konzentrierten Sud eine sattgelbe Farbe. Experimentieren Sie ruhig in der Küche mit den Blütenblättern und mischen Sie diese unter Salate, Gemüse oder peppen Sie damit Suppen, Brotaufstriche, Kuchen und Kräuterbutter auf.

Antivirale Wirkung

Die Ringelblume ist vermutlich nicht die Heilpflanze mit der höchsten antiviralen Heilkraft. Aber sie hat einige interessante Aspekte, die in diesem Zusammenhang von Interesse sind. Viele kennen ihr Potenzial, entzündete Hautstellen schnell zum Abheilen zu bringen. Ringelblumen-Hautcremes oder -Salben sind nicht nur für wunde Babypopos das Mittel der Wahl, sondern eignen sich für alle Formen der Wundbehandlung, bei leichten Brandwunden, Dekubitus („Wundliegen"), Hautentzündungen und zur Narbenbehandlung unschlagbar gut. Offene und entzündete Hautstellen sind auch Eintrittspforten für Erreger gleich welcher Art, und ein schneller Wundschluss bedeutet weniger Infektionsgefahr. Die Ringelblume hat also starke regenerierende und schützende Eigenschaften. In Form von Salben, Kompressen oder als Gurgellösung (siehe Rezepte) können Sie so eine geschädigte Haut wie auch die Schleimhäute zum Abheilen bringen. Beispielsweise können Sie eine Kompresse auf entzündete Hautstellen oder geschwollene Lymphknoten auflegen, wie sie bei Masern, Windpocken, Gürtelrose oder Pfeifferschem Drüsenfieber vorkommen.

Die wichtigste Voraussetzung, um sich vor Viren, Bakterien und anderen Erregern zu schützen,

Ringelblume

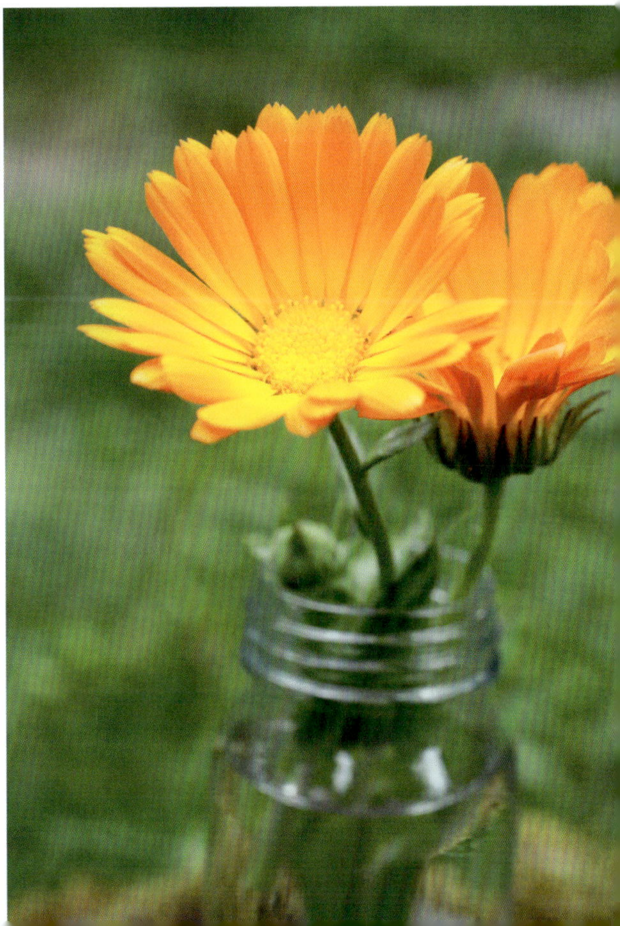

ist ein intaktes Immunsystem. Hier können Ringelblumen-Zubereitungen wertvolle Dienste tun. Wie bei allen Heilpflanzen bestimmt das Zusammenspiel mehrerer Wirkstoffe das Wirkspektrum. So haben ätherische Öle ein antivirales Potenzial, Polysaccharide wie auch die Triterpensaponine (siehe Seite 89) wirken immunmodulatorisch und antiviral.

Ein wichtiger Bestandteil des Immunsystems ist das Lymphsystem. Es besteht aus verzweigten Lymphgefäßen mit zwischengeschalteten Lymphknoten und lymphatischen Organen und Geweben. Dazu zählen die Milz, der Thymus, der lymphatische Rachenring mit den Mandeln und das lymphatische Gewebe im Darm. Zentrale Aufgabe ist die Abwehr und der Abtransport von Krankheitserregern (auch Zelltrümmern und Fremdkörpern), die in den Lymphknoten von Abwehrzellen unschädlich gemacht werden. Geschwollene Lymphknoten sind ein Zeichen einer lymphatischen Überforderung oder einer starken Immunreaktion. Neben Erkrankungen des Lymphsystems sind vor allem virale und bakterielle Ursache dieser Reaktion. Ringelblumen-Zubereitungen können innerlich wie äußerlich angewendet das Lymphsystem unterstützen und den gestauten Lymphfluss wieder zum Fließen bringen.

Hinweise

Ringelblumen-Zubereitungen werden im Allgemeinen sehr gut vertragen. Wechselwirkungen mit anderen Arzneien sind nicht bekannt. Lediglich bei einer Allergie gegen Korbblütengewächse sollten sie gemieden werden.

Selbstgemachte Ringelblumensalbe für eine schnelle Wundheilung.

REZEPTE *mit Ringelblume*

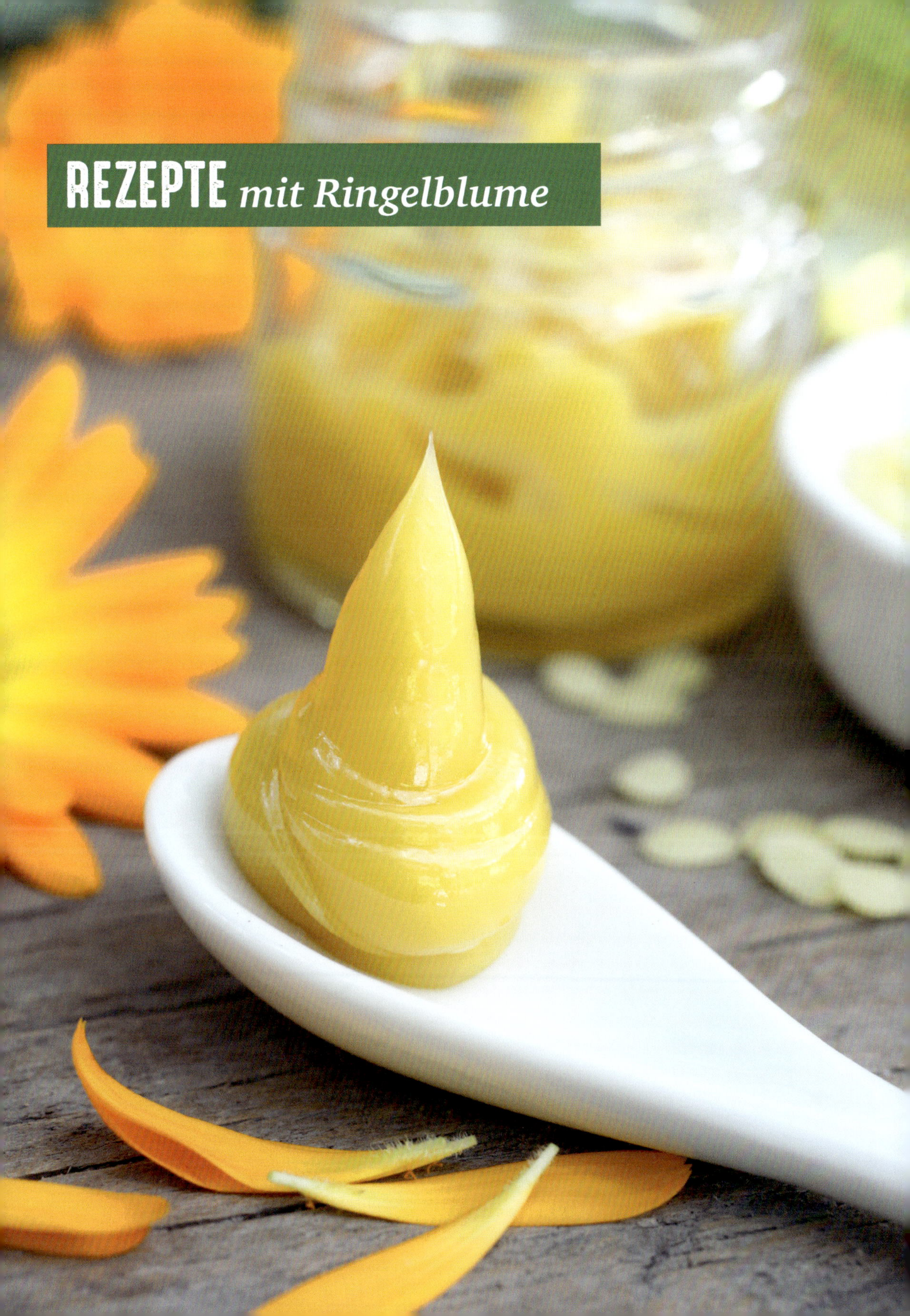

Ringelblumentee

Zur inneren Anwendung bei Entzündungen der Schleimhäute und zur Förderung des Lymphflusses

1–2 TL Ringelblumenblätter mit 150 ml heißem Wasser übergießen, nach 10 Minuten abseihen. Erwachsene können davon bis zu 4 Tassen täglich trinken. Ein TL entspricht etwa 0,8 g. Die Tagesdosis für Kinder im 1. Lebensjahr beträgt 1–2 g, zwischen 1–4 Jahre 2–4 g, ab dem 4. Lebensjahr 2–5 g.

Ringelblumentee

Äußere Anwendung zum Spülen und Gurgeln

Bei Entzündungen in der Mundhöhle und im Rachen mit einem stark konzentrierten Tee mehrmals täglich Mundspülungen vornehmen oder ihn als Gurgellösung verwenden. Dazu auf die individuell angenehme Temperatur abkühlen lassen.

Ringelblumen-Tinktur

Äußerlich und innerlich

1–2 Handvoll Blütenblätter zupfen, verlesen und in sauberes Schraubdeckelglas füllen. Mit Alkohol (Korn) übergießen, bis sie gut bedeckt sind. Wenn Sie den Ansatz nach den Angaben von Lehrbüchern herstellen wollen, dann gilt hier das Mischungsverhältnis 1 Teil Pflanzenmaterial und 5 Teile Alkohol. Das Glas verschließen, täglich wenden und mindestens 14 Tage an einem warmen Ort ziehen lassen. Anschließend die Blätter durch ein Sieb abfiltrieren. Die fertige Tinktur idealerweise in kleine Braunglasflaschen füllen. Sie ist etwa 1 Jahr haltbar.

Zum Gurgeln 1–2 TL mit 250 ml lauwarmem Wasser verrühren. Für die innere Einnahme 2–3-mal täglich 10–50 Tropfen einnehmen.

Hautkompresse zur Wundbehandlung

Bei schlechter Heilungstendenz und bei Lymphstau

- 1–2 TL Ringelblumenblüten
- ¼ l kochendes Wasser
- keimfreie Mullläppchen, Mullbinden, Leinentücher oder Wattebausch

Übergießen Sie die Blüten mit dem kochenden Wasser, lassen Sie den Tee 10 Minuten ziehen, danach abseihen und abkühlen lassen. Die Wundauflage damit tränken und auf die entzündeten Hautstellen auflegen. Alle 4 Stunden erneuern.

Ringelblumensalbe, selbst gemacht

Zur schnelleren Wundheilung und zur Vorbeugung eines Keimbefalls

- 250 ml Bio-Oliven- oder Sonnenblumenöl
- 25 g Bienenwachs
- 50 g Ringelblumenblüten

Das Öl in einem Töpfchen erwärmen, die Blüten hinzugeben und bei etwa 50 °C ½ Stunde darin ziehen lassen. Die Blätter durch einen Filter abtrennen, das Ölgemisch erneut in das Töpfchen geben. Nun das Bienenwachs in kleinen Stücken hinzugeben und so lange rühren, bis es vollkommen geschmolzen ist. Noch warm in kleine Döschen abfüllen, beschriften und mit Datum versehen. Die Salbe ist mindestens 6 Monate haltbar.

Ringelblumen-Ölauszug

Zum Auftragen auf geschwollene Lymphknoten

Geben Sie in 250 ml Basisöl (Sonnenblumen-, Distel-, Mandelöl) eine kleine Handvoll Ringelblumenblüten. Erwärmen Sie das Gemisch ½ Stunde, jedoch nicht über 50 °C. Dann die Blüten abseihen, den Ölauszug in einem Glas dunkel aufbewahren.

SONNENHUT *Echinacea purpurea / angustifolia*

Es waren wohl zunächst weiße Siedler Nordamerikas, die von den traditionellen indianischen Heilern Kenntnisse über die Heilkräfte der Sonnenhut-Pflanzen erhielten, welche auf den Weiden und Prärien im Mittleren Westen der USA wuchsen. Innere und äußere Anwendungen verschiedener Sonnenhut-Arten gebrauchten die indigenen Völker bei Halsinfektionen, Husten, schlecht heilenden Wunden und selbst bei Schlangenbissen. Um 1880 kam das erste Präparat auf den Markt, heute sind *Echinacea*-Präparate in Europa und USA eines der wichtigsten Arzneimittel zur Vorbeugung und Behandlung von Infekten der oberen Atemwege und bei grippalen Infekten.

Im Garten

Echinacea (griech. *echinos* = Igel) ist eine hübsche mehrjährige Staude und zugleich ein Magnet für Insekten. Typisches Erkennungsmerkmal ist der kegelförmig gewölbte Blütenboden mit den igelartigen Röhrenblüten und den nach unten gebogenen Zungenblüten. Das Korbblütengewächs bildet Horste zwischen 80–100 cm Höhe. Im Winter erfrieren die oberirdischen Teile, im Frühjahr treibt die Pflanze jedoch zuverlässig wieder aus. Ein sonniger bis halbschattiger Platz in möglichst windgeschützter Lage ist der ideale Standort. Der Boden darf ruhig nährstoff- und humusreich sein, der Wasserbedarf ist eher gering. Der Handel bietet mehrere Dutzend *Echinacea*-Arten und -Sorten an, die in weißen, orangen und leuchtend roten Farben blühen. In der Heilkunde haben jedoch nur *Echinacea purpurea* (Purpur-Sonnenhut) und *Echinacea angustifolia* (Schmalblättriger Sonnenhut) Bedeutung; selten auch der Blasse Sonnenhut (*Echinacea pallida*).

Verwendete Teile, Ernte

Purpur- und Schmalblättriger Sonnenhut besitzen die gleichen wirksamkeitsbestimmenden Stoffgruppen, jedoch in unterschiedlichen Mengen. Für medizinische Zwecke wird beim Schmalblättrigen Sonnenhut die getrocknete Wurzel verwendet. Ernte ist im Herbstmonat Oktober. Von der 2-jährigen, besser 3-jährigen Pflanze die Wurzel ausgraben, ein Stück abstechen und den Rest wieder eingraben. So besteht die Chance, dass sie im kommenden Jahr wieder treibt.

Beim Purpur-Sonnenhut wird neben der Wurzel auch das blühende Kraut, also alle Pflanzenteile außer der Wurzel, verwendet. Den Schnitt sollten Sie erst ab dem 2. Vegetationsjahr vornehmen. Dazu die frischen, gesäuberten und grob zerkleinerten Pflanzenteile (den Blütenboden in dünne Streifen schneiden, Blüten und Blätter grob zupfen und die Stängel in kleine Stücke schneiden) wenn möglich sofort verwenden.

Sonnenhut

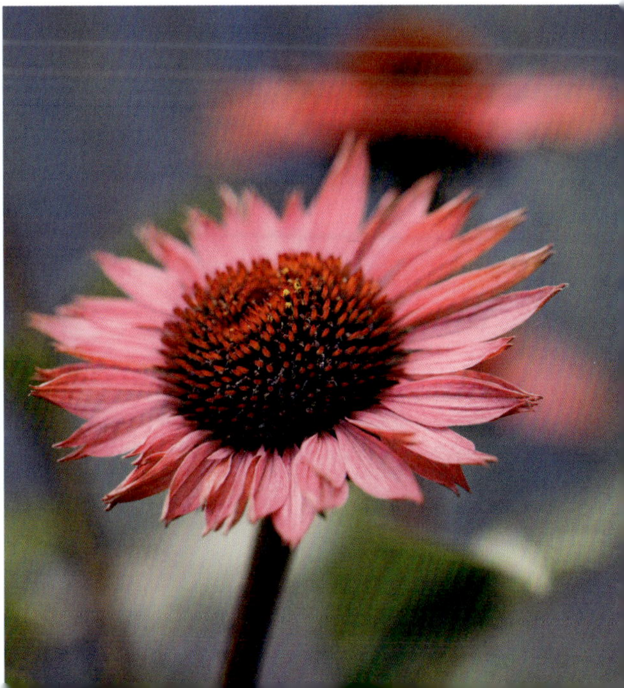

Inhaltsstoffe

Sonnenhut enthält eine Substanzgruppe mit den Namen Alkylamide (manchmal auch Alkamide genannt). Sie kommen eher in den oberirdischen Pflanzenteilen vor. Alkylamide haben eine ähnliche Wirkung wie die Cannabinoide des Hanfs und stimulieren das Immunsystem, daneben sind noch Kaffeesäurederviate (Echinacoside, Cichoriensäure), immunstimulierende Polysaccharide, Flavonoide (Rutosid, Quercetin, Kaempferol) und etwas ätherisches Öl enthalten.

Aus der Praxis

Frisch geerntete Pflanzenteile haben ein viel größeres Heilpotenzial als getrocknete Ware. Zur Herstellung einer Tinktur sollten die geernteten Pflanzenteile vorzugsweise sofort, spätestens jedoch binnen 24 Stunden verarbeitet werden.

Bitte beachten Sie, dass eine Teezubereitung weitaus weniger wirksam ist als die Tinktur. Auch sie sollte nur aus frischen Pflanzenteilen zubereitet werden, denn durch den Trocknungsprozess gehen zu viele Wirkstoffe verloren. Frische Pflanzenteile können auch mit Honig (siehe Rezepte) verarbeitet werden.

Antivirale Wirkung

In der modernen Medizin wird meist die Wurzel verwendet, um daraus Arzneimittel herzustellen. Wissenschaftliche Studien zeigen, dass diese zentrale Abwehrzellen des unspezifischen Immunsystems (Phagozyten, Lymphozyten, Granulozyten) wie auch des spezifischen Immunsystems (sogenannte T-Helferzellen) anregen und zudem auch direkt gegen in die Zellen eingedrungene Viren wirken. Die immunstimulierenden Eigenschaften werden vor allem durch die Alkylamide und die Polysaccharide begründet. Auch bei längerer Anwendung wurden bisher keine Resistenzen gegen die Arzneipflanze beobachtet. Therapiebegleitende Sonnenhut-Anwendungen haben sich bewährt bei viralen (zum Teil auch bakteriellen) Erkrankungen, die unter dem Begriff „Wärmekrankheiten" zusammengefasst werden. Mumps, Masern, Röteln, Scharlach, das Anfangsstadium einer Grippe und alle fiebrigen Erkrankungen (auch dann, wenn sie von Schüttelfrost begleitet sind), gehören dazu.

Unter Laborbedingungen konnte eine 50–80%ige Keimhemmung gegen Influenza-Viren vom Typ A und B (Auslöser der Grippe), gegen Herpes-simplex-Viren vom Typ 1 und 2 (Auslöser von Lippen- und Genitalherpes) wie auch gegen RSV-Viren beobachtet werden. In einer Studie aus dem Jahr 2013 weist der Autor darauf hin, dass zudem Coronaviren und Parainfluenza-Viren empfindlich auf das Fertigpräparat Echinaforce reagieren. All durch diese Viren ausgelösten Infekte wirken sich nicht nur auf die Lebensqualität, sondern aufgrund von Arbeitsausfällen auch negativ auf die Wirtschaft aus.

Sie können *Echinacea* in verschiedenen Stadien verwenden:

- Einmal zur Prophylaxe (Anwendung über mehrere Tage, bitte nicht über mehrere Wochen anwenden). Eine Kombination mit Thymian-Präparaten (siehe Seite 107) ist hier sinnvoll. Menschen mit einem geschwächten Immunsystem (beispielsweise hervorgerufen durch Schlafmangel, Stress oder Rauchen) profitieren besonders von einer Prophylaxe. Bei Kindern ist das Immunsystem noch nicht voll entwickelt, bei älteren Menschen ist es nicht mehr so aktiv, weshalb auch diese beiden Gruppen von der Anwendung profitieren.
- Im Frühstadium eines Infekts ist die Kombination mit Färberwaid (siehe Seite 41) möglich (Anwendung nur über einige Tage). Das Vollbild der Erkrankung wie auch die Dauer der Infektion kann so vermindert werden.
- In der Genesungsphase kann die Kombination mit bitteren Kräutern (Löwenzahn- oder Schafgarbentee) die Ausleitung von giftigen Stoffwechselprodukten fördern.

Hinweise

Trotz der gesundheitlichen Vorzüge sind *Echinacea*-Präparate nicht für alle Menschen empfehlenswert. Sie sollten nicht eingenommen werden bei Allergien gegen Korbblütler, in der Schwangerschaft und während der Stillzeit nur nach Rücksprache mit dem Arzt, bei fortschreitenden Systemerkrankungen (Autoimmunerkrankungen, Leukämien, HIV-Erkrankung, entzündlichen Erkrankungen des Bindegewebes), nach Organtransplantationen oder bei gleichzeitiger Einnahme bestimmter Medikamente (z. B. Glucocortikoide, Krebsmedikamente, Beruhigungsmittel wie Midazolam). Nach der Einnahme hoch dosierter *Echinacea*-Präparate berichteten wenige Menschen von einer Magenverstimmung.

Präparate mit *Echinacea* sollten nicht länger als 2 Wochen (unter ärztlicher Aufsicht bis maximal 8 Wochen) durchgehend eingenommen werden, denn das Immunsystem kann nur begrenzt stimuliert werden. Nach einer Pause von 2 Wochen kann erneut eine Kur beginnen; nach einer Einnahmedauer länger als 2 Wochen 4 Wochen pausieren.

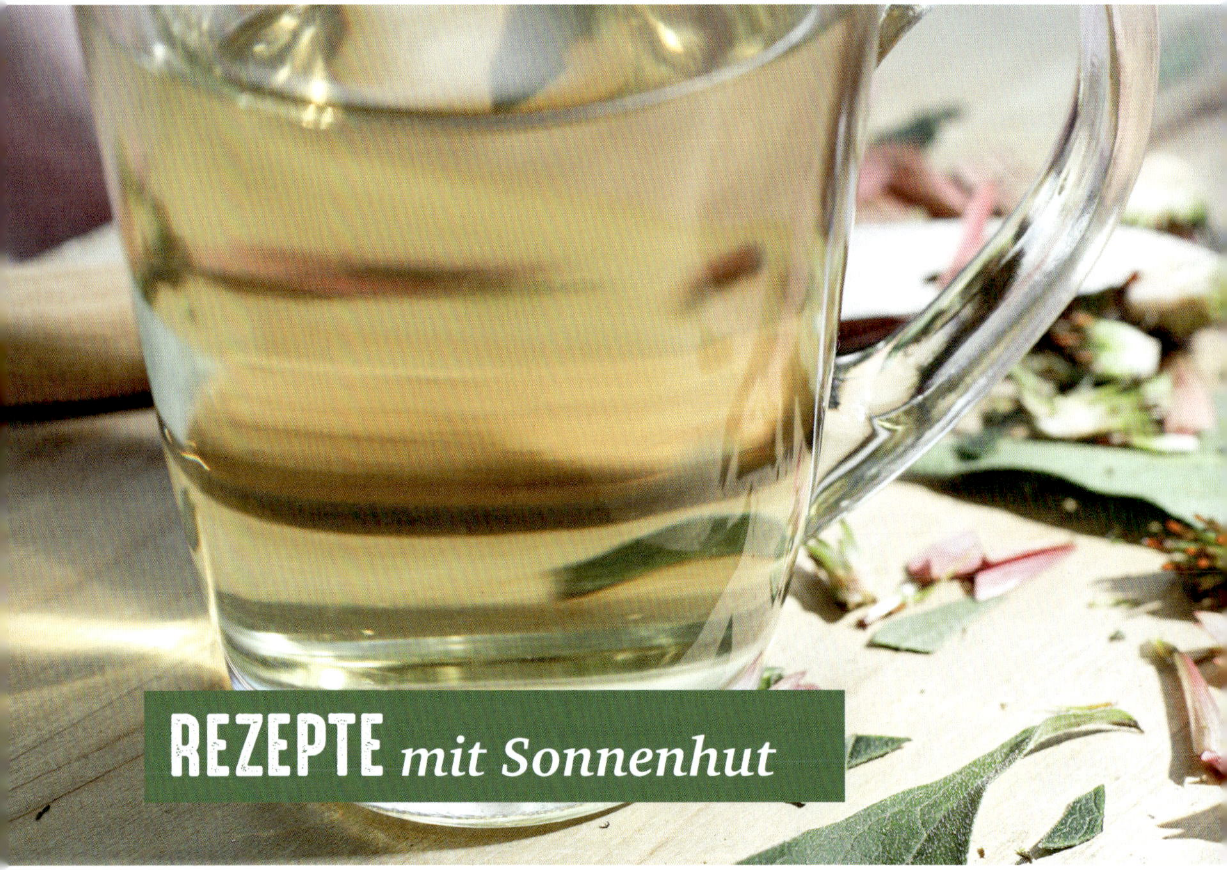

REZEPTE *mit Sonnenhut*

Tee-Aufguss aus frischem Kraut

Vorbeugend und lecker

Hinweis

Der Vollständigkeit halber gebe ich dieses Rezept an und weise darauf hin, dass ich das Rezept allenfalls zur Prophylaxe und zur Begleittherapie für Kinder empfehlen kann. Eine Teezubereitung aus dem getrockneten Kraut ist so gut wie wirkungslos.

1 TL frisch geschnittenes Kraut (Blüten, Blätter, Stiele) mit 150 ml kochendem Wasser übergießen, 10 Minuten ziehen lassen, dann abseihen. Davon bis zu 3 Tassen (Kinder bis zu 2 Tassen) zwischen den Mahlzeiten trinken.

Honig mit Echinacea-Kraut

Zum Süßen von Tees (beispielsweise Thymian-Tee)

1 Handvoll frisches blühendes Kraut ernten (Blütezeit ist zwischen Juli und September), Blüten und Blätter kleinzupfen, die Stiele kleinhacken.

Alle Pflanzenteile in ein sauberes Glas (ca. 750 ml Fassungsvolumen) füllen, mit 500 g flüssigem Honig (am besten in Bioqualität) übergießen und darauf achten, dass alle Pflanzenteile bedeckt sind.

Nun das Gemisch 2–4 Wochen durchziehen lassen, danach die Pflanzenteile durch ein grobes Sieb abseihen und den fertigen *Echinacea*-Honig kühl aufbewahren. Der Honig eignet sich gut zum Süßen von Tees (bitte den Tee zuvor auf Trinktem-

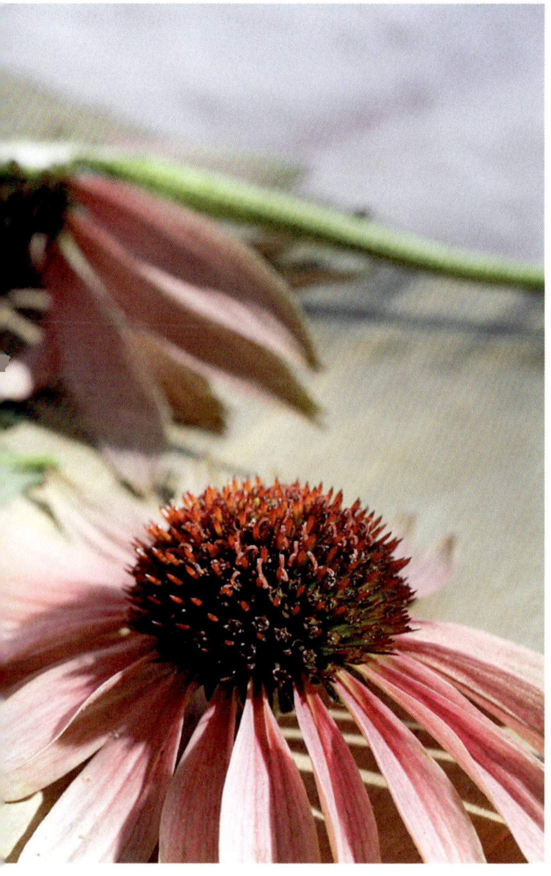

Sonnenhut-Tee aus blühendem Kraut eignet sich nur zur Prophylaxe – schmeckt aber lecker.

peratur abkühlen lassen). Kinder erhalten ½–1 TL täglich, Erwachsene bis zu 3 TL täglich.

Echinacea-Tinktur

Variante 1: aus dem blühenden Sonnenhutkraut (geringere Wirksamkeit, deshalb zur Prophylaxe und in der Rekonvaleszenz geeignet)

Variante 2: aus der Wurzel (stärkere Wirkung, deshalb auch bei akuten Infekten geeignet)

Für beide Varianten benötigen Sie einen Ansatzalkohol mit mindestens 50 %, ein gut gesäubertes Schraubglas zum Reifen, Kaffeefilter oder ein feinmaschiges Teesieb, 30 oder 50 ml Tropfflaschen aus Braunglas mit Pipetten, Etiketten zum Beschriften.

1 Teil zerkleinerte Pflanzenteile in das Schraubglas füllen, leicht andrücken und mit 5 Teilen Alkohol auffüllen. 4 Wochen bei Zimmertemperatur ausziehen lassen, das Glas täglich wenden. Danach die Pflanzenteile absieben, die Tinktur mit Hilfe eines Trichters in die Braunglasflaschen füllen, beschriften und mit Datum versehen. Durch den Alkoholanteil ist sie etwa 1 Jahr haltbar.

Dosierung Erwachsene: bis zu 3-mal täglich 60 Tropfen (Schulkinder 10–15 Tropfen) in der Akutphase eines Infekts, bis zu 3-mal täglich 25 Tropfen prophylaktisch und in der Zeit der Rekonvaleszenz (Schulkinder 5 Tropfen).

Fertigpräparate: *Echinacea* naturreiner Heilpflanzensaft Schoenenberger (ab dem 4. Lebensjahr), Echinacin Saft Madaus (ab dem 4. Lebensjahr), Esberitox (ab dem 4. Lebensjahr), Esberitox compact (ab dem 12. Lebensjahr), *Echinacea*-Ratiopharm Liquid (ab dem 12. Lebensjahr) und Tabletten (ab dem 6. Lebensjahr), *Echinacea* Mund- und Rachenspray WALA (Kombipräparat zum Aufsprühen auf den Rachenring und die Mandeln, ab dem 4. Lebensjahr).

SPITZWEGERICH *Plantago lanceolata*

Alle Wegericharten sind robuste und trittfeste Pflanzen, die gerne am Wegesrand wachsen. Wegeriche (bei uns heimisch sind der Spitzwegerich, der Mittlere Wegerich und der Breitwegerich) waren in alten Zeiten als mächtige Heilpflanzen geschätzt, was sich heute noch in der Wortendung „rich“ (altdt. *rih, rich* = König) ausdrückt. Spitzwegerich ist der Spezialist für die Behandlung entzündeter Atemwege. Spitzwegerich-Zubereitungen verflüssigen den Schleim; somit wird das Abhusten erleichtert, die Atemwege von Viren oder Bakterien befreit und das Immunsystem entlastet. Unseren Altvorderen fiel auch auf, dass Saft aus Spitzwegerich im Gegensatz zu den meisten anderen Pflanzensäften lange Zeit nicht schimmelt, was auf seine keimhemmenden Eigenschaften hinweist.

In der Natur

Tatsächlich gibt es Spitzwegerichsamen für die Aussaat im Garten zu kaufen. Ich kenne jedoch niemanden, der dies auch praktiziert – ausgenommen sind die Anbauflächen für Heilzwecke. Die Pflanze ist weit verbreitet, und vermutlich finden Sie selbst in Großstädten gleich um die Ecke die ersten Pflanzen. Die dürfen Sie aber stehen lassen, denn die Schadstoffkonzentration ist dort viel zu hoch. Auf nahezu jeder unbelasteten Magerwiese, auf Brachflächen oder neben Feldern finden Sie Spitzwegerich, den Sie ernten können. Er ist in den kühl-gemäßigten Zonen weit verbreitet und einfach zu erkennen. Seine bis zu 20 cm langen schmalen und lanzenähnlichen Blätter bilden eine grundständige Rosette. Besonders unterseits sieht man den parallelen Nervenverlauf mit 5–7 hervortretenden Hauptnerven. Der Blütenstand ist relativ unscheinbar. Die kleinen Blüten stehen in walzenförmigen Ähren, haben herausragende, gelblich weiße Staubblätter und blühen von unten nach oben auf.

Verwendete Teile, Ernte

Für Heilzwecke werden die ganzen, häufiger die zerkleinerten Blätter verwendet. Sie sollten zügig im Halbschatten getrocknet werden. Zeigen sich schwarze Flecken auf den Blättern, sind sie unbrauchbar. Für den Spitzwegerichsaft oder -honig verwendet man die frischen Blätter. Die beste Erntezeit ist im Frühjahr und vor der Blüte, zumal die Blütenpollen den Allergikern Probleme bereiten können.

Inhaltsstoffe

Als wirksamkeitsbestimmende Inhaltsstoffe gelten insbesondere die Iridoidglykoside (Aucubin, Catalpol), weiter Flavonoide, hauptsächlich Glykoside des Apigenins und Luteolins, verschiedene Kaffeesäurederivate und weitere Phenolcarbonsäuren, das Cumarin Aesculetin, Kieselsäure, Eisen, Zink und Kalium sowie Gerbstoffe und Schleimstoffe. Häufiger werden in den Quellen noch Saponine genannt, was aber von einigen namhaften Wissenschaftlern angezweifelt wird.

Aucubin
ist ein sekundärer Pflanzenstoff, für den die antimikrobielle (gegen Viren, Bakterien, Pilze) Wirksamkeit nachgewiesen wurde. Eine besonders effektive Wirkung hat Aucubin bei Frischpflanzen-Zubereitungen, weniger bei der Teezubereitung, denn der Stoff ist hitzeempfindlich und insgesamt etwas instabil.

Aus der Praxis

Die Blätter in der Rosettenmitte können Sie auch in der Küche nutzen. Sie sind reich an Vitamin C und Mineralien. Besonders im Frühjahr, wenn die ersten zarten Blätter austreiben, ist kleingezupfter Spitzwegerich eine interessante Zutat in Wildkräutersalaten. Die Kombination mit Löwenzahn, Giersch, Gänseblümchen und Sauerampfer ist besonders beliebt. Ferner eignen sich die Blätter als Zutat für Eierspeisen, Kräuterquark oder Frischkäse. Wenn Sie etwas experimentierfreudiger sind, dann können Sie einige Blätter in grüne Smoothies oder Wildkräuterpestos (siehe Bärlauch-Rezepte, Seite 34) geben. Die getrockneten Samen lassen sich übers Müsli streuen oder im Brot verbacken.

Spitzwegerich

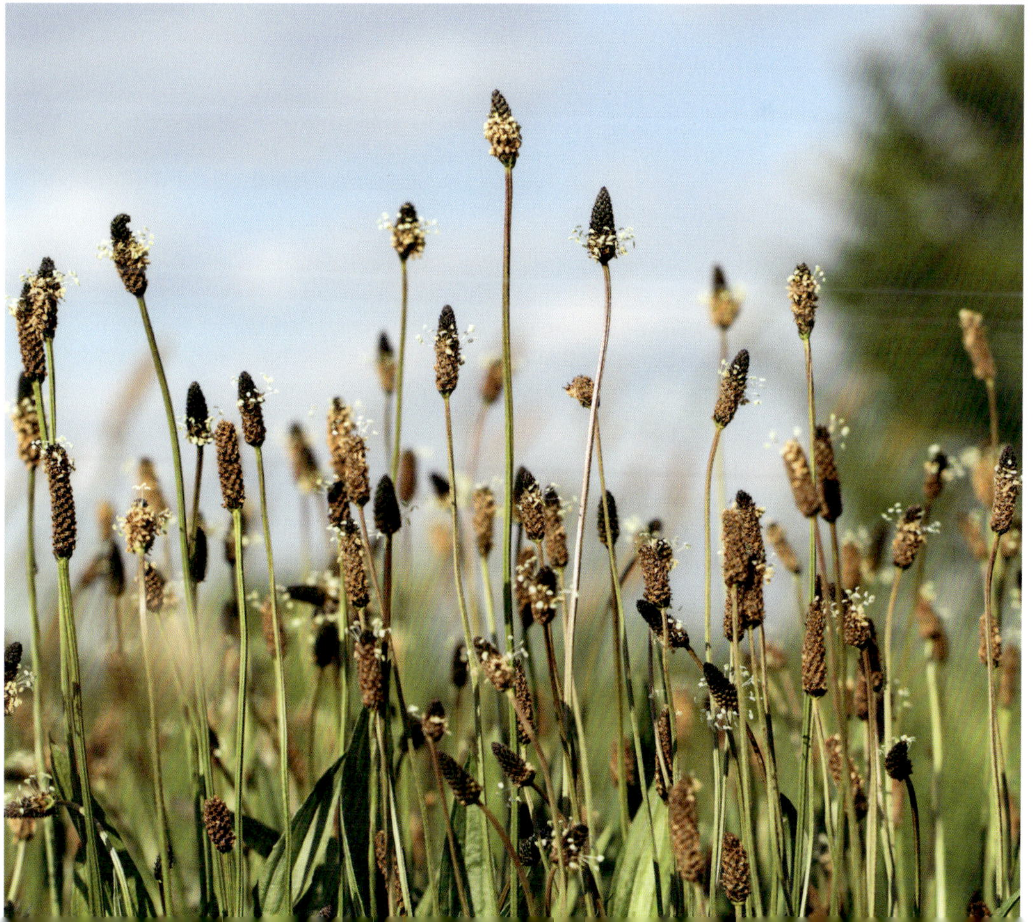

Antivirale Wirkung

Spitzwegerich-Zubereitungen sind Heilmittel, um die Atemwege zu befreien. Die Atemwegsinfekte werden überwiegend durch Viren, weniger durch Bakterien verursacht. Die Wirksamkeit von Spitzwegerich wird vermutlich durch Millionen Erfahrungsberichte bestätigt. Umso erstaunlicher fand ich es, dass ich bei meinen Recherchen kaum Studienergebnisse zu seinen antiviralen Eigenschaften fand. Lediglich für seinen nahen Verwandten, den Breitwegerich, liegen Studienergebnisse zur Wirksamkeit gegen Herpes-Viren (HSV1, HSV2), Adenoviren (Erreger von Atemwegsinfekten oder Bindehautentzündung), RSV-Viren (Erreger von Atemwegsinfekten, der vor allem Babys und Kleinkinder befällt) vor. Doch „nicht ausreichend erforscht" bedeutet nicht, dass Spitzwegerich nicht ausreichend hilft. Im Gegenteil. Er gehört zu den besten Hustenmitteln und ist auch bei entzündlichen Veränderungen der Mund- und Rachenschleimhaut eine gute Hilfe.

Bei Infektionen der Atemwege wirken Spitzwegerich-Zubereitungen schleimlösend, sie lindern den Hustenreiz (vor allem bei unproduktivem Reizhusten, wie er zu Beginn einer Bronchitis, aber auch postinfektiös – also im Anschluss an eine Infektion – oder auch bei Asthma häufiger vorkommt) und erleichtern das Abhusten. So mildert Wegerich Schmerzen beim Husten und erleichtert das Durchatmen. Kinder sprechen gut auf die Behandlung mit Spitzwegerich an. Seine Schleimstoffe legen sich schützend und reizlindernd auf die wunden und entzündeten Grenzflächen des Atmungstrakts. Die Gerbstoffe sorgen dafür, dass sich entzündete und verdickte Schleimhäute wieder zusammenziehen und weniger Viren an die Zellen andocken können, Kieselsäure und Zink unterstützen die Wundheilung. Aucubin hat neben den virenhemmenden auch antibakterielle Eigenschaften (etwa gegen Klebsiellen – Erreger von Harn- und Atemwegsinfekten –, Staphylococcus aureus – Erreger von Hautinfektionen, Lungenentzündungen), und es wirkt zudem entzündungshemmend, da es bestimmte Entzündungsparameter (Prostaglandine) in der Wirkung ausbremst.

Die Mediziner aus der Traditionellen Chinesischen Medizin (TCM) weisen immer wieder darauf hin, dass Spitzwegerich ein befeuchtendes und kühlendes Heilmittel ist. Das bedeutet: Er ist für jene von Vorteil, die vom trockenen Husten geplagt sind und ausreichend Körperwärme besitzen, für stark fröstelnde Menschen sind dann eher wärmende Zubereitungen wie mit Ingwer (siehe Seite 53) geeignet.

Hinweise

Spitzwegerich-Zubereitungen sind gut verträglich. Nebenwirkungen und Gegenanzeigen sind nicht bekannt, Wechselwirkungen mit anderen Arzneimitteln nicht dokumentiert. Pollenallergiker reagieren häufiger auf Spitzwegerich-Pollen, weshalb in den Fertigpräparaten keine relevanten Mengen davon enthalten sind.

REZEPTE mit Spitzwegerich

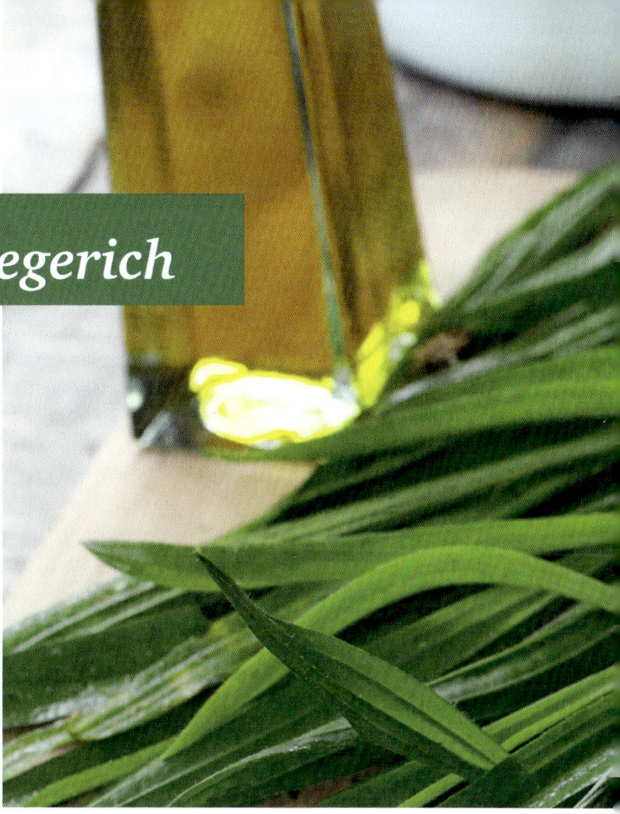

Spitzwegerich-Tee: Kaltauszug

Zur Reizlinderung bei trockenem Husten (Anfangsstadium Bronchitis, nach Infektionen, Asthma, Raucherhusten)

1–2 TL Spitzwegerichkraut mit 1 Tasse kaltem Wasser übergießen, 30 Minuten ziehen lassen, danach abseihen. 2–3 Tassen davon ist die Tagesdosis für Erwachsene.

Spitzwegerich-Tee: heiß

Bei produktivem Husten (entwickelt sich bei einer Bronchitis häufig nach einigen Tagen)

1–2 TL Spitzwegerichkraut mit 1 Tasse siedendem Wasser übergießen, den Tee 7–10 Minuten ziehen lassen, ehe Sie ihn abseihen. In kleinen Schlucken und mit etwas Honig gesüßt trinken.

Die Tagesdosis beträgt für Kinder zwischen dem 1. und 4. Lebensjahr. 1–2 g, 4–10 Jahre 2–4 g, die Gruppe der 10–16-Jährigen kann die Tagesdosis 3–6 g, wie sie auch für Erwachsene vorgesehen ist, erhalten.

Zum Spülen und Gurgeln

Bei Rachenentzündungen

Hierfür eignet sich ein Kaltauszug, den Sie jedoch nicht bevorraten und – um eine Keimbelastung zu verhindern – maximal einige Stunden aufbewahren sollten.

Pro Tasse 2 TL getrocknetes Spitzwegerichkraut mit kaltem Wasser ansetzen, 1–2 Stunden stehenlassen, dabei öfter umrühren und erst dann abseihen. Mit dem kühlen Auszug die entzündeten Bereiche im Mund spülen und im Rachen damit gurgeln.

Bei starkem Husten: Spitzwegerich-Öl leicht anwärmen und mehrmals täglich auf die Brust auftragen.

Sirup aus Spitzwegerichkraut

Ein pflanzlicher Hustenlöser, Schleimlöser oder Entzündungshemmer

Ernten Sie 2 bis 3 Handvoll sauberes und frisches Spitzwegerichkraut. Zunächst waschen, mit Hilfe der Salatschleuder trocknen, dann kleinschneiden. Nun schichten Sie ½ cm hoch Blätter abwechselnd mit 500 g Honig in ein großes Schraubglas, wobei der Honig die letzte Schicht bildet. Das Glas verschließen, auf die warme Fensterbank stellen und täglich umdrehen. Nach 3 Wochen den so entstandenen Sirup durch ein grobes Sieb abseihen, in dunkle Flaschen umfüllen, beschriften und mit Datum versehen (Haltbarkeit bis zu 1 Jahr). Kinder ab dem 12. Lebensjahr und Erwachsene können davon täglich bis zu 1 EL (Diabetiker bitte den Zuckergehalt berücksichtigen) einnehmen, Kinder zwischen 3–11 Jahren 1 TL (für Kinder unter 3 Jahren wird die Anwendung nicht empfohlen).

Spitzwegerich-Presssaft

Aus dem frischen Kraut – hat die stärkste Wirkkraft aller hier vorgestellten Zubereitungsarten

2–3 Handvoll gut verlesenes und gewaschenes Spitzwegerichkraut in den Entsafter geben. Alternativ das Kraut im Mixer pürieren und durch ein leinenes Tuch pressen. Von diesem Saft 2–3 EL mit ½ TL Honig mischen und auf 2 bis 3 Portionen über den Tag verteilt einnehmen. Den Saft täglich neu zubereiten.

Spitzwegerich-Öl

Zum Einreiben auf die Brust

1 Handvoll saubere Blätter noch vor der Blüte ernten, fein zerschneiden, in ein sauberes Schraubglas füllen und mit kalt gepresstem Sonnenblumen- oder Olivenöl auffüllen, bis alles Pflanzenmaterial bedeckt ist. 3 Wochen an der Sonne stehenlassen, zwischendurch schütteln, dann absieben und den Ölauszug in einer dunklen Flasche kühl lagern.

Leicht angewärmt und mit kreisenden Bewegungen mehrmals täglich auf die Brust auftragen und den Brustbereich mit einem Tuch abdecken.

Diese Anwendung eignet sich sowohl für Kinder als auch gut in Kombination mit den anderen hier vorgestellten Spitzwegerich-Zubereitungen.

Fertigpräparate: Schoenenberger Spitzwegerich, Naturreiner Heilpflanzensaft (ab dem 4. Lebensjahr), Spitzwegerichblätter Tee (Bombastus), Edel Spitzwegerich Kräuter-Bonbons, Plantago Hustensaft WALA (ab dem Säuglingsalter), Plantago Bronchialbalsam WALA (ab dem 2. Lebensjahr).

SÜSSHOLZ *Glycyrrhiza glabra*

Süßholz hat seit jeher in allen asiatischen Kulturen und Medizinsystemen sowie durch Theophrast (um 371–287 v. Chr.) und Hildegard von Bingen (1098–1179) auch in den europäischen Heillehren eine herausragende Rolle inne. Als Hustenmittel war die Wurzel schon bei den Römern und Griechen beliebt und sie ist heute ein fester Bestandteil der modernen Pflanzenheilkunde bei Heiserkeit, Atemwegserkrankungen oder Entzündungen der Magenschleimhaut. Durch ihr Potenzial, virale Infektionen zu kurieren oder zu lindern, kann sie ihren Triumphzug als Universalheilpflanze fortsetzen. Und natürlich ist Süßholzsaft auch Bestandteil von Lakritzwaren.

Im Garten

Da Süßholzpflanzen in den gemäßigten Zonen wachsen, lassen sie sich auch in heimischen Gärten ziehen. Das Schmetterlingsblütengewächs ist nur bedingt winterhart. Süßholzstauden sind mehrjährig, werden etwa 1 Meter hoch, und bilden Blüten in lilafarbigen Trauben. Die Pflanze bildet eine Pfahlwurzel mit fingerdicken Nebenwurzeln, die sowohl in der Medizin als auch kulinarisch verwendet werden. Sie bevorzugt sonnige Standorte und gedeiht besonders gut auf tiefgründigen, humusreichen und durchlässigen Böden. Beste Pflanzzeit ist das Frühjahr, der optimale Pflanzabstand liegt bei 50 cm, denn Süßholz bildet bis zu 1 m tief reichende und 2 m horizontal ausgreifende Wurzelausläufer. Halten Sie die Pflanze gleichmäßig feucht und schneiden Sie sie im Frühjahr bis etwa 5 cm über dem Boden zurück.

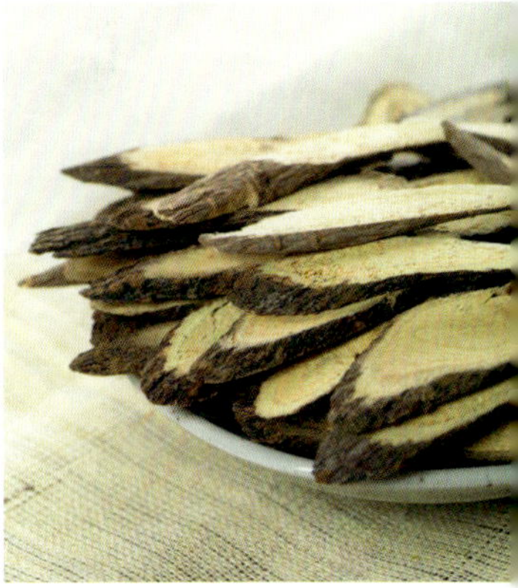

Süßholzwurzeln

Verwendete Teile, Ernte

Wenn Sie selbst Süßholz raspeln möchten, dann brauchen Sie etwas Geduld. Der arzneilich genutzte Teil ist die gelbe, holzige Wurzel. Erst ab dem 4. Kulturjahr sollten Sie diese ernten. Im Spätherbst wird der Wurzelstock gegraben, denn da ist der Zuckergehalt besonders hoch. Nach dem Säubern und Waschen können Sie die Wurzeln trocknen. Übrige Rhizome können Sie in einer Mischung aus Sand und Erde über den Winter lagern und im Frühjahr erneut auspflanzen. Diese Wurzelstücke sollten jedoch mindestens eine Länge von 10 cm haben.

Inhaltsstoffe

Süßholz verdankt seinen Namen dem süßlichen Geschmack seines Wurzelstoffes Glycyrrhizin. Er ist 50-mal süßer als der Saft des Rohrzuckers. Weitere Wirkstoffe sind Flavonoide, Isoflavone, Steroide und Polysaccharide.

Glycyrrhizin
ist ein Saponin, welches zu der großen Gruppe der sekundären Pflanzenstoffe gezählt wird. Er schmeckt nicht nur angenehm süß, sondern hat auch mehrere gesundheitliche Vorzüge, unter anderem antivirale und pilztötende Eigenschaften. Bei zu hoher Dosierung und Langzeitanwendung können jedoch auch negative Eigenschaften (siehe Hinweise auf Seite 104) auftreten.

Aus der Praxis

Lakritz aus dem Supermarkt enthält mindestens 3 % Süßholzextrakt, dazu meist noch Zucker, Glukose, Weizenmehl, Stärke und Aromen wie Fenchelöl oder Anis. Für Heilzwecke eignet sich die pechschwarze Nascherei nicht, die oft zu Stangen, Schnecken oder Talern geformt wird. „Bärendreck" kann auch nicht alle Süßmäuler begeistern. Das Aroma ist sehr speziell.

Auch Apotheken bieten Lakritzwaren an. Der Zuckergehalt ist in der Regel niedriger und der Anteil an Glycyrrhizin höher. Ab 0,2 g/100 g Fertigprodukt müssen diese Produkte als „Starklakritz" bezeichnet werden. Das Kauen dieser Lakritze hat ein gewisses Heilpotenzial bei Entzündungen der Schleimhäute. Bei dauerhaftem Verzehr von mehr als 50 g täglich können auch diese Produkte Nebenwirkungen (siehe Hinweise) auslösen. Beispielsweise sollten sie bei hohem Blutdruck nicht übermäßig verzehrt werden.

Hinweise

Akute Infekte erfordern meist nur eine Kurzzeittherapie. Die folgenden Nebenwirkungen spielen nur bei einer Langzeittherapie eine Rolle. Ohne ärztliche Rücksprache darf die Süßholzwurzel nicht länger als 4–6 Wochen angewendet werden. Hohe Dosierungen führen zu einem übermäßigen Kaliumverlust. Bluthochdruck, Herzrhythmusstörungen und Wassereinlagerung im Gewebe sind daher mögliche Folgen. Gegenanzeigen bestehen bei schweren Leber- und Gallenerkrankungen, schweren Nierenerkrankungen, Bluthochdruck, Wassereinlagerungen in den Geweben, Hypokaliämie, Herzinsuffizienz, Diabetes sowie in der Schwangerschaft und Stillzeit. Wechselwirkungen bestehen mit Herzmedikamenten (Glykoside bzw. Digitalismedikamente, Antiarrhythmika), Schleifendiuretika sowie Kortikoiden.

Antivirale Wirkung

Süßholz ist eine Pflanze, die für ihre schleimhautschützenden Eigenschaften bekannt ist. So weiß man aus der Erfahrungsheilkunde, dass sie bei Reizungen der Magenschleimhaut, rauer Stimme, Hustenreiz, Asthma und Bronchitis Entzündungen lindert, den Auswurf fördert und den zähen Schleim verflüssigt, sodass die Beschwerden rascher abklingen.

Auch die Forscher der Neuzeit haben die Süßholzwurzel genauer betrachtet: Süßholz-Zubereitungen bilden einen gewissen Schutz vor Bakterien (Helicobacter pylori, Staphylococcus aureus – ein mittlerweile resistenter Keim) und Bakteriengiften, Pilzen (Candida albicans, Aspergillus) sowie auch Viren. Die Glycyrrhizinsäure hat sich in Laborversuchen als wirksames Mittel gegen das Herpes-simplex-Virus Typ 1 erwiesen, das sich häufig über das Symptom Lippenbläschen zeigt. Süßholz greift zudem in den Vermehrungszyklus des Influenza-A-Virus ein und ist vor allem im Anfangsstadium der Grippe wirksam. Weitere vielversprechende Ergebnisse und noch laufende Studien zeigen eine Wirksamkeit gegen Hepatitis-Erreger B und C (Auslöser viraler Leberentzündungen) oder HIV-Viren.

Pflanzen sind Vielstoffgemische – erst die Synergie mehrerer Inhaltsstoffe führt zu dem spezifischen Wirkspektrum. Bei der Süßholzpflanzen konzentrieren sich die Forschungen auf den sekundären Pflanzenstoff Glycyrrhizin. Dieser besitzt nicht nur antivirale, sondern auch hustenreizmindernde, entzündungshemmende und schleimlösende Wirkungen, weshalb je nach Ausprägung der Beschwerden die Süßholzwurzel ein vielversprechendes Heilmittel bei Atemwegsinfekten sein kann. Die renommierte medizinische Fachzeitschrift „The Lancet" wies bereits 2003 darauf hin, dass Glycyrrhizin eine Therapieoption zur Behandlung von SARS-Erregern (zu denen auch SARS-CoV-2 zählt, das Virus, das die Erkrankung COVID-19 hervorruft) sein kann. Durch einen Lakritzkonsum wird die dafür benötigte Dosis nicht erreicht. Süßholzwurzel-Zubereitungen aus der Naturheilkunde sind hier effektiver und stellen künftig möglicherweise eine Therapieoption dieser Erkrankungen dar.

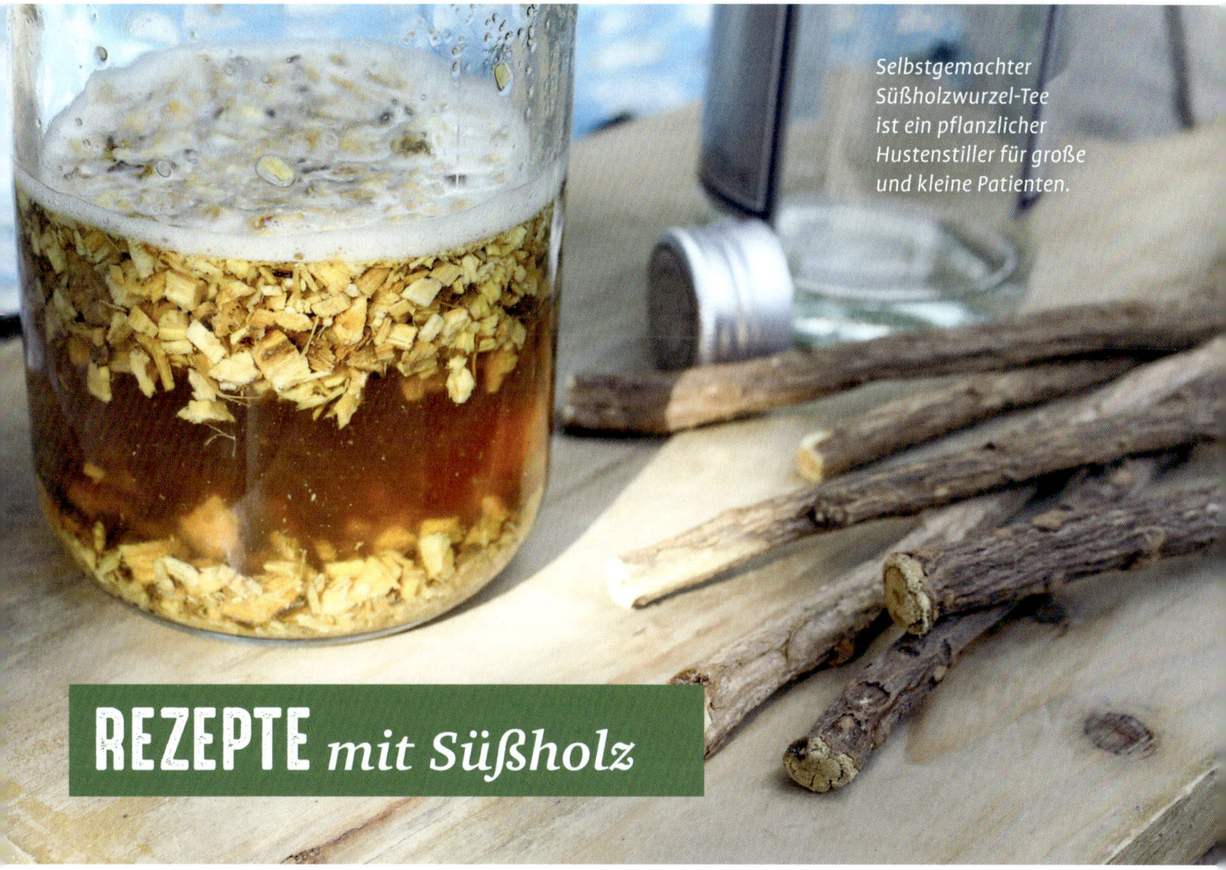

Selbstgemachter Süßholzwurzel-Tee ist ein pflanzlicher Hustenstiller für große und kleine Patienten.

REZEPTE mit Süßholz

Lakritz

Zur Prävention vor viralen Infekten

Mäßiger Genuss von Lakritz kann sehr wohltuend auf die Schleimhäute und das Immunsystem wirken. Achten Sie darauf, dass die Lakritzprodukte aus dem Supermarktregal nicht mit viel Zucker, Glukosesirup, künstlichen Aromen und Trennmitteln gestreckt sind. Eine Alternative ist sogenanntes „Starklakritz“, das als Nascherei in Apotheken und Reformhäusern erhältlich ist.

Selbstgemachter Hustensaft

Aus der Süßholzwurzel

Füllen Sie in eine größere ausgehöhlte Zwiebel eine kleine Stange gut zerkleinerte Süßholzwurzel und 1 TL Honig. Den Deckel auf die Zwiebel setzen und das Gemisch über Nacht durchziehen lassen. Der Zwiebelsaft, das Süßholz und der Honig mischen sich und es bildet sich eine hustenlindernde Flüssigkeit. 1 bis 2 TL davon morgens, mittags und abends eingenommen und Sie atmen freier.

Süßholzwurzeltee

Pflanzlicher Hustenstiller für große und kleine Patienten

1 TL (ca. 3 g) gut zerkleinerte Süßholzwurzel mit 150 ml kaltem Wasser ansetzen, das Gemisch zum Kochen bringen, 5 Minuten ziehen lassen, danach abseihen. Ab besten wirkt der Tee 1 Stunde nach den Mahlzeiten getrunken. Die maximale Tagesdosis beträgt für Erwachsene 5–15 g, bei Kindern zwischen 1–4 Jahren 1,5–3 g, bei Kindern zwischen 4–10 Jahren 3–5 g und Kindern zwischen 10–16 Jahren 5–10 g.

Süßholzwurzel-Tinktur, selbstgemacht

Für die Behandlung von Husten, Grippe und Erkältung bei Erwachsenen

50 g klein geschnittene Süßholzwurzeln in ein sauberes Schraubglas füllen und mit 150 ml Korn- oder Obstbrand übergießen. Die Tinktur 3 Wochen ziehen lassen, das Glas täglich wenden. Dann die Pflanzenteile absieben und die fertige Tinktur in eine dunkle Flasche füllen. Bis zu 3-mal täglich 20–40 Tropfen ist hier die richtige Dosierung.

Fertigpräparate: Jura Süßholzsaft 30 ml (JURA Pharm.), Süßholz Kapseln (AyudaVital), Aurica Süßholzwurzel Tee, Süssholzwurzel Tee (Bombastus), Jura Süßholzwurzel geschnitten (JURA Pharm. Fabrik Gollwitzer KG), Jura Süßholzwurzelpulver 100 g (JURA Pharm. Fabrik Gollwitzer KG), Süßholzwurzel geschnitten (Kräuterparadies Lindig), Süßholzwurzel Pulver (Kräuterparadies Lindig), Lakriment Lakritzpastillen.

THYMIAN *Thymus vulgaris*

Thymian ist nicht nur ein beliebtes Küchenkraut. Die mediterrane Pflanze zählt in der modernen Pflanzenheilkunde zu den bekanntesten und wertvollsten Arzneipflanzen bei Erkältungskrankheiten und Infekten der Atemwege. Und schon die alten Griechen und Römer nutzten Thymian in der Heilkunde. Unter anderem wurde er als Räucherwerk verwendet, worauf der lateinische Name *thymiama* (Räucherwerk) hinweist. Dank seiner antimikrobiellen, auswurffördernden und entzündungshemmenden Eigenschaften ist Echter Thymian ein potentes Heilmittel bei hartnäckigem und festsitzendem Husten.

Im Garten oder im Kräuterkistchen

In Deutschland kommt Echter Thymian wildwachsend nicht vor, gelegentlich samt er aus den Gärten aus und hat dann nur an frostgeschützten Stellen eine Überlebenschance. Sein wilder Bruder, der Quendel (*Thymus serpyllum*), ist jedoch in Mitteleuropa heimisch. Er wächst an trockenen, steinigen und sonnigen Standorten und kann, wie Thymian, in der Heilkunde verwendet werden. Insgesamt gibt es rund 200 Thymian-Arten, die jedoch aufgrund einer anderen Zusammensetzung des ätherischen Öls nicht zu den offiziell anerkannten Heilpflanzen zählen.

Thymian

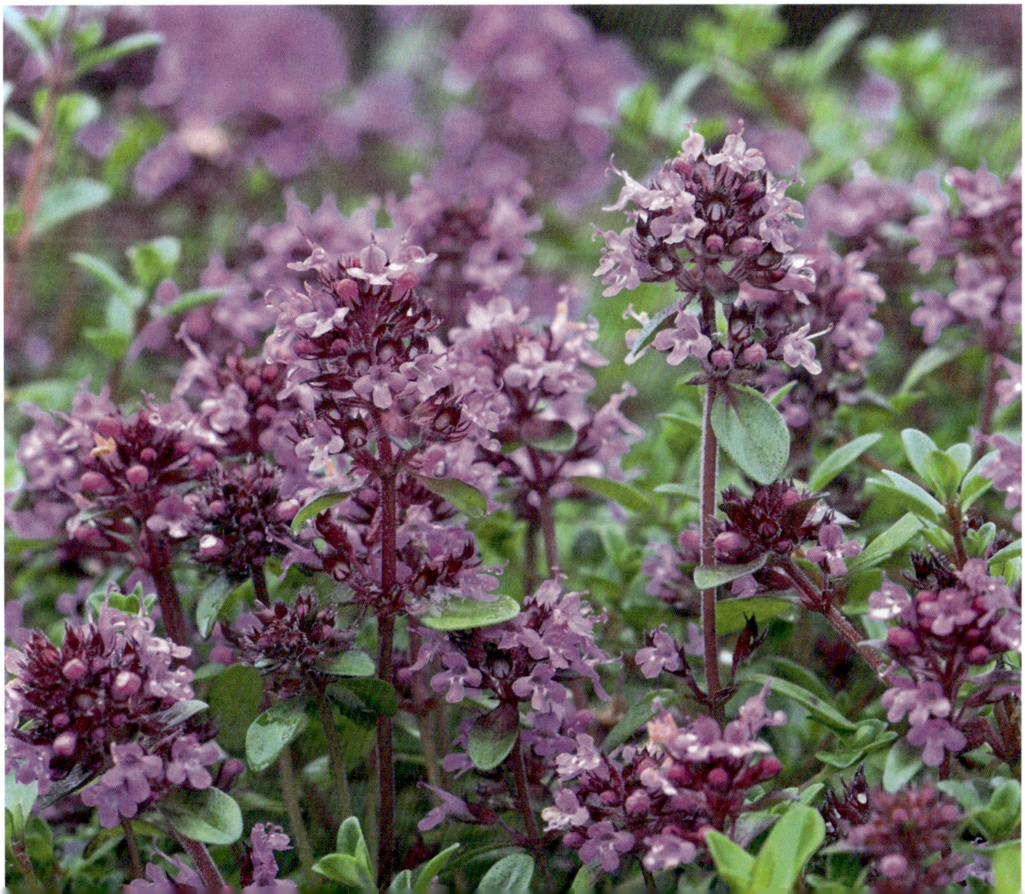

Beheimatet ist das Lippenblütengewächs im Mittelmeergebiet und den Balkanländern. Thymian braucht einen trockenen und sonnenbeschienenen Standort, der Boden sollte durchlässig und kalkreich sein. Der mehrjährige Zwergstrauch bildet stark verzweigte Stängel mit kleinen, elliptischen, ganzrandigen Laubblättern aus. Selten wird er höher als 30 cm und breiter als 60 cm; das ist auch der Grund, warum er im Balkonkasten oder einem Kräuterkistchen auf der Terrasse Platz findet. Blütezeit der in endständigen Scheinquirlen angeordneten Blüten ist in von Juni bis September. Die Blütenfarbe variiert von rosa bis blauviolett. Längere Zyklen ohne Wasser verkraftet Thymian im Freiland recht gut.

Verwendete Teile, Ernte

In der Heilkunde wie in der Küche wird das blühende Kraut verwendet. Sein würziger Geruch, den Sie beim Zerreiben deutlich wahrnehmen können, wird durch die ätherischen Öle verursacht. Der Ölgehalt schwankt je nach Jahreszeit und ist im Sommer an sonnigen Tagen am höchsten. Die Blätter haben kurz vor der Blüte die höchste Konzentration an wertvollem ätherischen Öl, die blühenden Zweige sollten Sie zur Mittagszeit bei trockenem Wetter ernten. Das Kraut bei nicht mehr als 40 °C trocknen. Am einfachsten ist es, ganze Triebe mit der Schere abzuschneiden und kopfüber aufzuhängen. Wenn die Blätter durchgetrocknet sind, mit Daumen und Zeigefinger vom Stiel abziehen und die Blätter anschließend lichtgeschützt aufbewahren.

Inhaltsstoffe

Im Kraut dominieren ätherische Öle, darunter Thymol und Carvacrol, Gerbstoffe mit entzündungshemmender Rosmarinsäure, schleimlösende Saponine, krampflösende Flavonoide und Spurenelemente wie Jod.

Ätherische Öle
sind komplexe Mischungen leicht flüchtiger Substanzen, die den Geruch einer Pflanze bestimmen. Oft sind es mehrere Hundert Komponenten, die erst im Zusammenspiel ihr volles Potenzial entfalten. Für die Pflanze sind sie Kommunikationsmittel, Schutz vor UV-Strahlung, Tierfraß oder Mikroorganismen. Auch wir Menschen können uns die antimikrobiellen Eigenschaften zunutze machen und uns so vor Bakterien, Viren, Parasiten schützen.

Aus der Praxis

Frisches oder getrocknetes Thymiankraut ist ein beliebtes Würzmittel in der Küche. Für Suppen, Eintöpfe, Soßen, zum Marinieren von Fleisch und Gemüse wird Thymian gebraucht. Thymian ist ein unverzichtbarer Begleiter der italienischen Küche. In der Tomatensoße, der Lasagne oder über die Pizza und Antipasti-Gerichte gestreut, schenkt er den Speisen eine würzig-herbe Kräuternote.

Um die Haltbarkeit der Triebe zu verlängern oder das Thymian-Aroma in Essig oder Öl zu konservieren, können Sie ganze getrocknete oder frische Triebe einlegen. Ein guter Wein- oder Apfelessig oder ein geschmacksneutrales Pflanzenöl (Beispiel Sonnenblumenöl) eignen sich hierzu. Öle können ätherische Öle und Aromen aus Kräutern sehr gut aufnehmen. Die Pflanzenteile sollten ganz mit der Flüssigkeit bedeckt sein; erst nach 2–4 Wochen entfaltet sich das volle Aroma.

Antivirale Wirkung

Thymian ist eine der wertvollsten Arzneipflanzen bei Erkältungskrankheiten. Aufzeichnungen über sein Heilpotenzial gehen bis ins alte Griechenland zurück. In unseren Breiten sorgten ab dem Mittelalter vor allem Benediktinermönche für seine Verbreitung. Die Klöster waren lange Zeit Orte, von denen aus das Heilwissen an die Bevölkerung weitergegeben wurde. So fand Thymian schließlich in die Bauerngärten und wurde mancherorts als „Antibiotikum für Arme“ sehr geschätzt.

Das Heilkraut wärmt, vitalisiert und regt die Lebenskräfte an, weshalb es in der Genesungsphase bei schwächenden Krankheiten und zudem zur Vorbeugung von viralen und bakteriellen Infekten gebraucht wird. Vor allem ist Thymian jedoch bei Krankheiten wirksam, die durch Kälte verursacht werden. Schon bei beginnender Erkältung und Symptomen wie Husten, Schnupfen, Halsschmerzen sowie Kopf- und Gliederschmerzen ist Thymian gefragt. Er lindert Entzündungen der Bronchien, bei wiederkehrenden Atemwegsinfekten und solchen mit zähflüssigem Sekret regt er die Aktivität der Flimmerhärchen an und löst so den Schleim aus den Bronchien. Zudem lindert er die Krämpfe der Bronchialmuskulatur. Thymian-Anwendungen unterstützen den Heilungsprozess bei Keuchhusten, Asthma, bei Mund- und Rachenbeschwerden und mindern Mundgeruch. Die Wirkstoffe des Thymians erreichen die Alveolen (Lungenbläschen) und entfalten am Ort der Erkrankung ihre Wirkung. Auch kann er die Behandlung bakteriell oder viral bedingter Durchfälle unterstützen.

Für dieses positive Wirkspektrum sorgen vor allem die ätherischen Öle wie auch die Lamiaceen-Gerbstoffe. Eine antimikrobielle Wirkung wurde durch Studien bestätigt. Thymian-Zubereitungen hemmen das Wachstum von Bakterien (Helicobacter pylori, Klebsiellen, Tuberkuloseerreger), Pilzen (Candida) und Viren (Herpes simplex Typ 1 und 2, Influenza-Viren).

Die Anwendungsformen von Thymian sind vielfältig: Teeaufgüsse, Tinkturen, Einreibungen, Wickel, Bäder oder Inhalationen kommen infrage. Im Rezeptteil finden Sie sicher die für Sie passende Anwendungsform.

Hinweise

Thymian ist ein gut verträgliches Heilkraut. Nebenwirkungen und Gegenanzeigen sind nicht bekannt. Bei Überdosierung kann Thymian allerdings eine Überfunktion der Schilddrüse bewirken. Das ätherische Öl ist nicht während der Schwangerschaft und Stillzeit sowie bei Säuglingen und Kleinkindern anzuwenden. Thymianbäder sollten Sie nicht bei Hautverletzungen, Hautentzündungen, Fieber, Herzschwäche und Bluthochdruck nehmen.

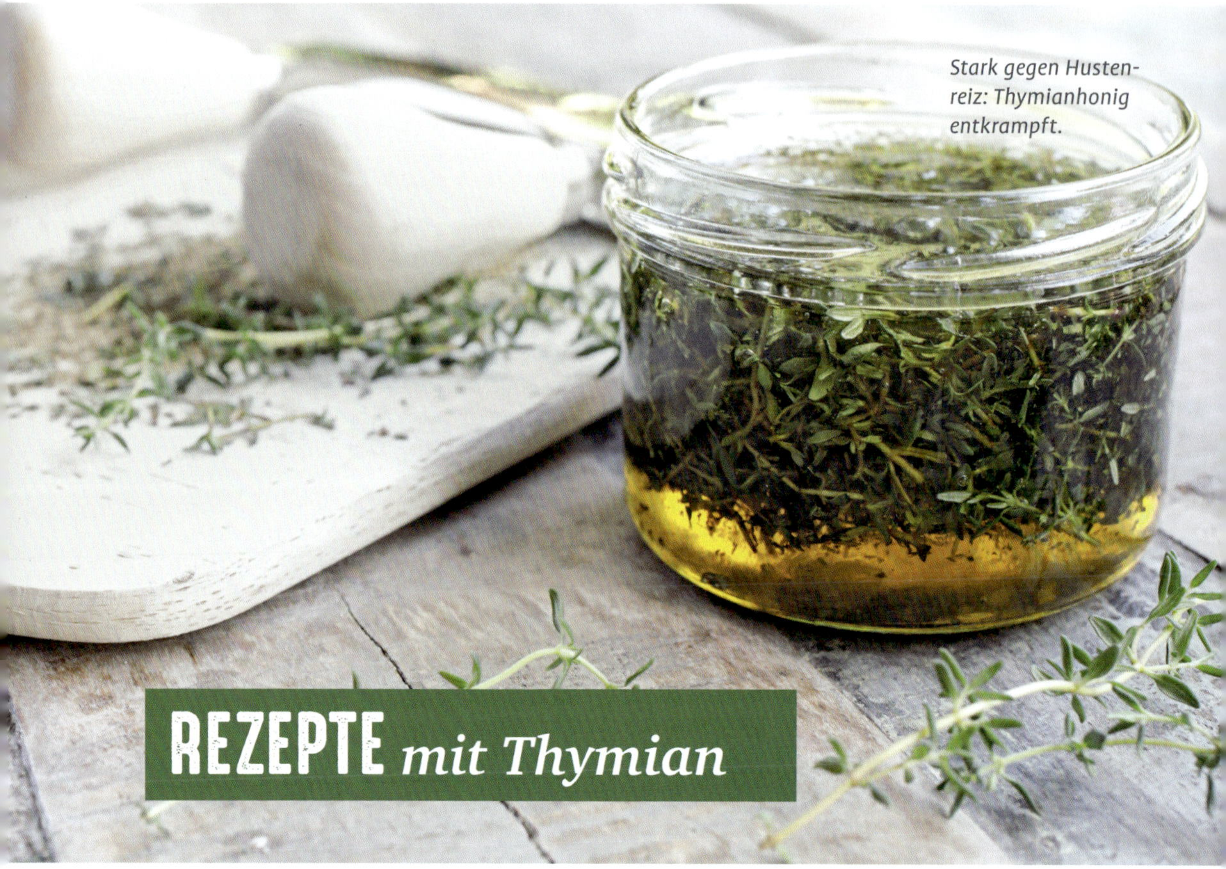

Stark gegen Hustenreiz: Thymianhonig entkrampft.

REZEPTE mit Thymian

Thymian-Tee

Für Groß und Klein

1 TL (ca. 1,4 g) Thymiankraut mit 150 ml heißem Wasser übergießen und bedeckt 5–7 Minuten ziehen lassen, danach abseihen und schluckweise trinken. Davon 3–4 Tassen täglich trinken. Die Tagesdosis für Erwachsene beträgt 4–6 g. Die Dosis pro Tasse für Kinder im 1. Lebensjahr beträgt 0,5–1 g, nach dem 1. Lebensjahr 1–2 g pro Tasse.

Thymian-Tinktur

Für Erwachsene

1 Teil Thymiankraut mit 5 Teilen 45%igem Alkohol mischen. Den Ansatz etwa 2 Wochen ziehen lassen und gelegentlich umschütteln, danach abseihen und in Braunglasflaschen füllen. 3-mal täglich 20 Tropfen in etwas Wasser träufeln oder auf einem Löffel Honig einnehmen.

Thymianwickel

Löst Krämpfe in den Bronchien und erleichtert das Abhusten

2 TL getrocknetes Thymiankraut mit 150 ml siedendem Wasser übergießen, zugedeckt 10 Minuten ziehen lassen. Eine ausgekochte Windel oder ein Baumwolltuch mit dem Sud tränken und gut ausdrücken. Möglichst warm, aber nicht heiß auf die Brust legen, mit einem trockenen Tuch abdecken und ½ Stunde liegen lassen.

Einreibung mit dem verdünntem ätherischen Öl

Natürlicher Schutzschild für Jugendliche und Erwachsene bei aufziehenden Infekten, Erkältungskrankheiten und bei schwacher Konstitution

1–3 Tropfen ätherisches Thymianöl mit 100 Tropfen leicht angewärmtem Basisöl (Beispiel Mandelöl) mischen und das Ölgemisch bis zu 3-mal täglich auf die Brust und/oder den Rücken auftragen. Die aufsteigenden Dämpfe erleichtern das Durchatmen und zudem dringen die Wirkstoffe in die Haut ein. Die Anwendung kann bis zu 4 Wochen erfolgen, danach 1 Woche Pause einlegen und gegebenenfalls das Intervall wiederholen.

Ätherisches Thymianöl zur inneren Anwendung

Für Erwachsene und Jugendliche. Immunstärkend, bakterien- und virenfeindlich

1 Teil ätherisches Öl mit 9 Teilen Pflanzenöl (Beispiel Sonnenblumenöl) mischen. Bei akuten Beschwerden 4 Tropfen der Mischung auf 1 TL Honig geben, in der Mundhöhle verteilen, danach schlucken.

Trockene Inhalation

Einfach 1–2 Tropfen ätherisches Thymianöl auf ein Papiertaschentuch träufeln und das Tuch in Richtung Nase fächeln. Sie können auch mehrmals täglich einige Tropfen des ätherischen Öls in die Schale der Aromalampe geben. In Zeiten erhöhter Infektionsgefahr wirkt die Verdampfung in Räumen desinfizierend.

Feuchtinhalation

Befeuchtet die Atemwege, regt den Schleimfluss an und löst festsitzendes Sekret in der Nase und den Nebenhöhlen

Heißes Wasser in eine Schüssel geben und 2 Tropfen ätherisches Thymianöl hinzufügen. Sie können auch einen starken Aufguss inhalieren, der jedoch weniger stark in der Intensität ist. Kopf und Schüssel mit einem großen Handtuch abdecken, die Dämpfe rund 5 Minuten durch den Mund einatmen und durch die Nase wieder ausatmen. Anwendung: 1–3-mal täglich, Kinder zwischen 6–12 Jahre nur unter Aufsicht, denn es besteht die Gefahr der Verbrühung. Eine Alternative sind Inhalationsgeräte, die den Dampf gezielt in Mund und Nase leiten und die Augen schonen. Gönnen Sie sich danach etwas Ruhe.

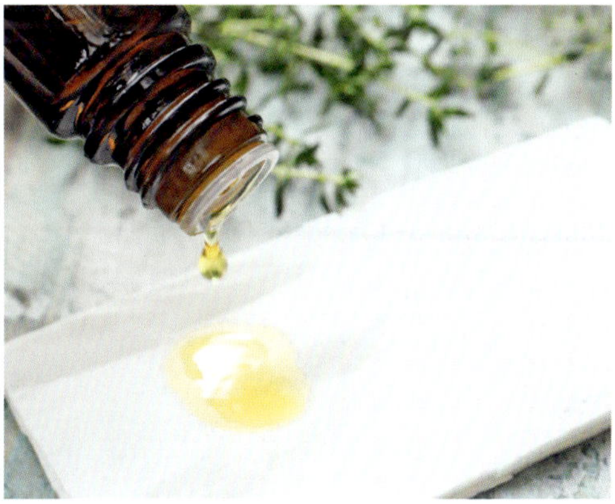

Thymianöl zur trockenen Inhalation.

Thymianhonig

Lindert den Hustenreiz

Mit Honig gesüßter Tee lindert generell den Hustenreiz, weil er die Bildung von Bronchialsekret stimuliert; zusätzlich entkrampft Thymian, löst die Sekrete und wirkt antimikrobiell.

- Variante 1: In ein ausgekochtes Schraubglas kleingeschnittenen Thymian (wenn möglich Blätter und Blüten) 1–2 cm hoch einfüllen. Auf die Thymianschicht kommt eine Schicht flüssiger Honig, dann abwechselnd wieder eine Schicht Thymian und Honig, bis das Glas voll ist. Das Gemisch an einem dunklen Ort 14 Tage ausziehen lassen. Nun durch ein weitmaschiges Sieb filtrieren und in ein zweites Schraubglas abfüllen.
- Variante 2: In ein 500-g-Glas flüssigen Imkerhonig 8–10 Tropfen ätherisches Thymianöl hineintropfen und beide Zutaten gut mit einem Holzlöffel vermischen.

Vom fertigen Thymianhonig täglich bis zu 3 TL in den Kräutertee (Thymian, Schlüsselblume, Eibisch, Malve) einrühren. Bei Kindern die Dosis halbieren.

Thymianbad

Unterstützt die Behandlung akuter und chronischer Erkrankungen der Luftwege

200 g Thymiankraut als Aufguss in 4 l Wasser zubereiten. Diesen starken Extrakt zum Vollbad geben. Die Badetemperatur liegt etwa bei 35–38 °C bei einer Badedauer von 10–20 Minuten.

Thymian-Badesalz

Anwendung wie bei Thymianbad

- 500 g Meersalz
- 100 g getrocknetes Thymiankraut
- wahlweise 4 Tropfen ätherisches Thymianöl
- 4 EL Trockenmilchpulver
- 1-l-Schraubglas mit Deckel

Alle Zutaten in das Schraubglas füllen und verschließen. Das Glas gut durchschütteln, sodass sich alle Zutaten vermischen. Ist das Thymian-Aroma für Ihre Nase zu wenig intensiv, noch einige Tropfen ätherisches Öl dazugeben und abermals mischen. Für ein Vollbad zwischen 50–100 g des Badesalzes ins Badewasser geben. Das Trockenmilchpulver dient als Emulgator und sorgt zudem für Hautpflege. Die aufsteigenden Dämpfe erleichtern das Atmen.

Fertigpräparate: Thymian Tee (Bombastus), Thymian Kräuterelixier (Seewald), Tussiflorin Thymian (Pascoe), Spitzner Balneo Ölbad Thymian, Phytobronchin Saft (Steigerwald), Hustagil Erkältungsbalsam (Dentinox) , Schoenenberger Thymian Naturreiner Heilpflanzensaft, Bronchipret Saft, Bronchipret Tropfen, Bronchipret Thymian Pastillen (Bionorica), Ätherisches Öl (Maienfelser Naturkosmetik; Primavera), Transpulmin Baby Balsam, Husten Brust Wickel Thymian 0,5 % (Wick), Raumduft Thymian-Zitrone Raumspray (Bahnhof-Apotheke Kempten, Allgäu).

WASSERDOST *Eupatorium perfoliatum / cannabinum*

Vom Wasserdost gibt es weltweit etwa drei Dutzend Arten. Alle gehören zur Pflanzenfamilie der Korbblütengewäche und sind Staudengewächse. Für Heilzwecke sind jedoch nur wenige von Bedeutung: der bei uns heimische Gewöhnliche Wasserdost (*Eupatorium cannabinum*) – manchmal auch Wasserhanf genannt – , der Durchwachsene Wasserdost (*Eupatorium perfoliatum*) – heimisch in Nordamerika – und der eher selten verwendete Purpurrote Wasserdost (*Eupatorium purpurea*). Sowohl bei uns als auch in Nordamerika sind Wasserdost-Anwendungen aus den Überlieferungen der Volksheilkunde bekannt als Heilmittel gegen Fieber, Rheuma oder nach dem Biss von giftigen Schlangen.

Im Garten oder in der Natur

Möchten Sie Wasserdost (*Eupatorium cannabinum*) in den Garten setzen, dann eignet sich das wasserliebende Gewächs als Randbepflanzung für Gartenteiche. Seine reichhaltigen rosafarbenen (dostfarbenen) Blütenstände locken im Sommer Schmetterlinge und andere Insekten an. Einmal angewachsen, braucht es kaum noch Pflege. Zu Winterbeginn sterben die oberirdischen Triebe ab und treiben im Frühjahr wieder aus.

Wildwachsend findet man Wasserdost häufig an feuchten Waldrändern oder Wiesen sowie unweit von Gewässern oder Gräben, da er feuchte Erde mit einem hohen Nährstoffanteil liebt.

Die mehrjährige Pflanze wächst 150 cm oder höher und ist an ihren rauen, länglich-spitzen Blättern zu erkennen, die schräg nach oben stehen. Ab Juli blüht sie zartrosa in büscheligen Trugdolden. Da seine Blätter an Hanf erinnern, wird die Pflanze auch Wasserhanf genannt.

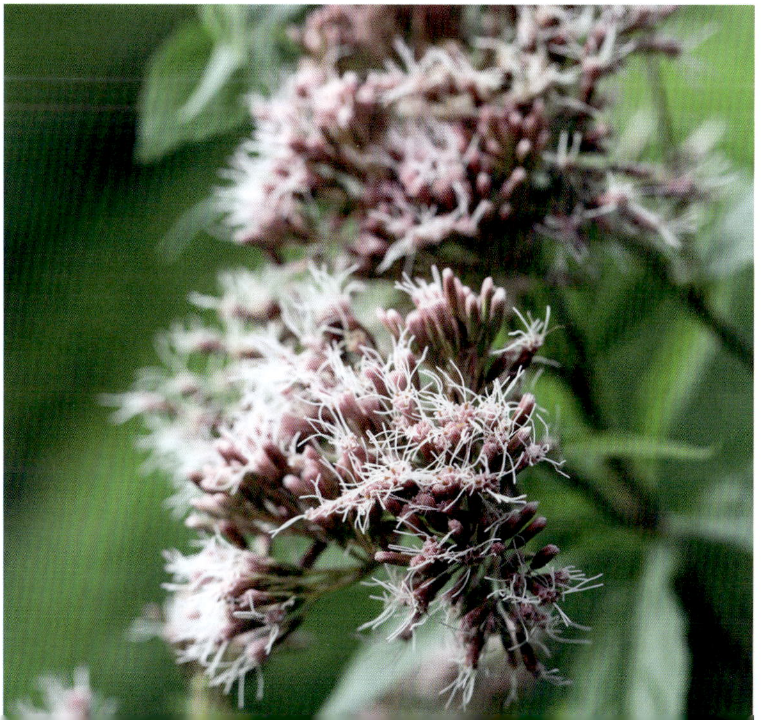

Wasserdost

Verwendete Teile, Ernte

Vom Wasserdost wird das ganze Kraut, also Blätter, Stängel und Blüten, gesammelt. Einige alte Schriften berichten auch von der Verwendung der Wurzel zu Heilzwecken. Tragen Sie zum Ernten Handschuhe. Die im Wasserdost enthaltenen Sesquiterpenlactone können die Haut reizen.

Inhaltsstoffe

Im Kraut befinden sich Flavonoide (Eupatorin), Saponine, Pyrrolizidinalkaloide, immunstimulierende Polysaccharide, Inulin, ätherisches Öl, Gerbstoffe, Sesquiterpenlactone und Euparin.

Hinweise

Wegen des Gehalts an Pyrrolizidinalkaloiden gilt die Heilpflanzenanwendung des heimischen Wasserdosts (*Eupatorium cannabinum*) bei einigen Kräuterkundigen als überholt, viele sehen im Durchwachsenen Wasserdost (*Eupatorium perfoliatum*) ein großes Heilpotenzial. Experten raten bei der heimischen Variante nur zur Kurzzeitbehandlung und dann auch nur bei Menschen ohne Grunderkrankungen (wie beispielsweise Autoimmunerkrankungen, Lebererkrankungen). Für Schwangere und Kinder sind die Anwendungen tabu. Pyrrolizidinalkaloide wirken vermutlich lebertoxisch und krebsfördernd. Die Pflanze wird als leicht giftig eingestuft.

Euparin
kommt in der Wurzel wie im Kraut vor. Alle Wasserdost-Arten besitzen antivirale Eigenschaften, die jedoch nicht ausreichend erforscht sind. Zu Euparin gibt es einige wenige Studienergebnisse, die auf Anti-Virus-Eigenschaften hindeuten.

Aus der Praxis

Wenige und zarte Blätter eignen sich als Speisenbeimischung beispielsweise für den Kräuterquark oder als Beikraut für grüne Smoothies. Ich selbst habe allerdings keine Erfahrung mit der Nutzung von Wasserdost in der Küche.

Antivirale Wirkung

In früheren Zeiten wurden mit Wasserdost Fieber, Erkältungskrankheiten und Rheuma behandelt. Wasserdost wird von einigen Naturheilkundlern auch als „heimisches *Echinacea*“ bezeichnet. Die aktuelle Studienlage ist sehr dürftig, weshalb auf die Berichte aus der Erfahrungsheilkunde zurückgegriffen werden muss. Wasserdost ist wie Sonnenhut aufgrund seiner Polysaccharide ein unspezifisches Immunstimulans und hat daher ähnliche Anwendungsgebiete. Einige seiner sekundären Pflanzenstoffe wie Euparin ergänzen und begründen das antivirale Wirkspektrum.

Sein Vorteil ist, dass er wild und so gut wie direkt vor der Haustüre wächst. Die beste Wirkung erzielen Sie, wenn Sie gleich zu Beginn von fiebrigen Infekten mit der Behandlung beginnen.

Indikationen für eine Anwendung sind fieberhafte und grippale Infekte, Entzündungen im Hals- und Rachenraum wie auch eine akute Bronchitis. Die Fertigpräparate (siehe rechte Seite) können Sie auch zur Vorbeugung bei erhöhter Ansteckungsgefahr vor schwereren viralen Infekten einnehmen.

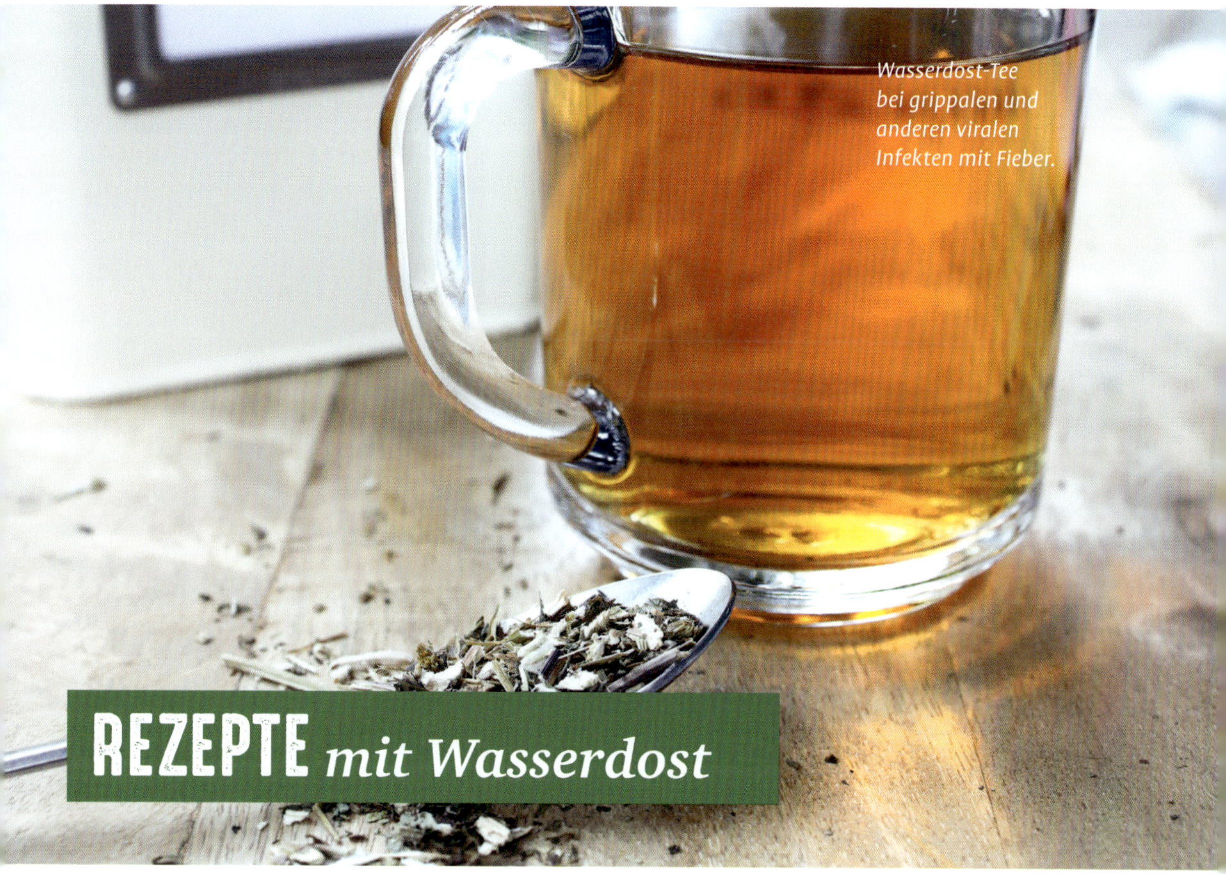

Wasserdost-Tee bei grippalen und anderen viralen Infekten mit Fieber.

Wasserdost-Tee

Zur Kurzzeitanwendung (maximal 1 Woche) bei grippalen und anderen viralen Infekten mit Fieber

1 TL getrocknetes Kraut mit ¼ l siedendem Wasser übergießen, 10 Minuten ziehen lassen, danach abseihen. Die maximale Tagesdosis für Erwachsene beträgt 3 Tassen. In kleinen Schlucken und heiß getrunken wirkt der Tee zusätzlich schweißtreibend.

Eine echte Alternative zu heimischen Wasserdost-Anwendungen sind für Kinder, ältere Menschen und jene mit Grunderkrankungen homöopathische **Fertigpräparate**, die aus dem in Nordamerika wachsenden und pyrrolizidinfreien Durchwachsenen Wasserdost (*Eupatorium perfoliatum*) in Kombination mit anderen Pflanzen hergestellt werden.

Fertigpräparate: Contramutan Junior Sirup (ab dem 1. Lebensjahr), Contramutan Tabletten (ab dem 6. Lebensjahr), Contramutan N Saft (ab dem 6. Lebensmonat), toxiLoges Tabletten (ab dem 2. Lebensjahr) und toxiLoges Tropfen (ab dem 12. Lebensjahr), Eupatorium Similiaplex (zur Anwendung ab dem Säuglingsalter nach Rücksprache mit dem Arzt).

ZISTROSE *Cistus incanus*

Die dekorativen und farbenfrohen Zistrosen sind keine Rosen, sondern bilden mit etwa 20 Arten eine eigene Pflanzenfamilie – die Zistrosengewächse. Sie sind im Mittelmeergebiet, insbesondere in der Macchia Griechenlands, heimisch und prägen das dortige Landschaftsbild. Schon die alten Griechen hatten ihre Vorzüge erkannt und nutzten sie zur Behandlung zahlreicher Krankheiten. Es waren der Sage nach die Götter des Olymps, die ihr die großen Heilkräfte verliehen. Das wohlriechende Harz der Blätter – auch Labdanum genannt – galt in früheren Zeiten als ausgezeichnetes Wundheilmittel; zudem brauchten es die Griechinnen für ihre duftenden Salben.

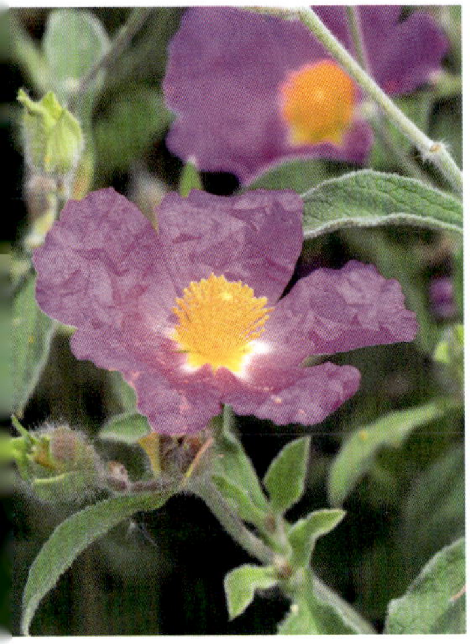

Zistrose

Im Garten oder auf dem Balkon

Die Graubehaarte Zistrose ist ein immergrüner und vielästiger Strauch. Er liebt die sonnigen Standorte und wird ausgewachsen etwa 1 Meter hoch. Die Blütenblätter sind rosa- bis magentafarben, auffallend pergamentartig dünn und sehen oft wie zerknittert aus. Möchten Sie die Pflanze in den Garten setzen, geben Sie ihr ein sonniges Plätzchen und gießen Sie sie nur mäßig. Auch mit dem Düngen sollten Sie es nicht übertreiben und sie nur dann umpflanzen, wenn sie sich schlecht entwickelt. Zistrosen sind nur bedingt winterhart. Eine Freilandpflanzung ist nur in sehr wintermilden Regionen ratsam, weshalb sie oft in Kübeln gezogen werden. Mit schwerer Erde kommt die Zistrose nicht zurecht, sie braucht ein sandig-kiesiges Substrat. Durch Stecklinge lässt sie sich im Frühjahr vermehren.

Verwendete Teile, Ernte

Für die Teeherstellung ernten Sie das Kraut, also die Blätter und Blüten. Diese schonend im Schatten trocken, bis das Kraut raschelt, und dann von den Stielen abstreifen. Zur Aufbewahrung in dunkle Gefäße abfüllen.

Inhaltsstoffe

Die Blätter der Zistrose enthalten Polyphenole: Ellagitannine und andere Gerbstoffe, Flavonoide wie Proanthocyanidine, Catechin, Gallocatechin, ätherische Öle und Harze (Labdanum).

Polyphenole
sind Verbindungen, die zu den sekundären Pflanzenstoffen zählen. Ihre biologische Aufgabe ist es, die Pflanze vor Fressfeinden zu schützen oder – durch ihre Farbe – Insekten zur Bestäubung anzulocken. Die Polyphenole der Zistrose scheinen ihre antiviralen Eigenschaften bei Menschen zu begründen. Wie sie genau wirken, darüber wird noch diskutiert. Möglicherweise verklumpen diese Stoffe Eiweißverbindungen an den Außenhüllen der Viren, sodass diese nicht mehr in die Zelle eindringen können.

Aus der Praxis

Cistus-Tee hat eine goldgelbe Farbe und schmeckt leicht herb-harzig. Es sind vor allem die Polyphenole, die den Geruch und Geschmack bestimmen. Die Wirkstoffe des Tees bleiben auch abgekühlt erhalten, weshalb er im Sommer als Eistee oder mit verdünnten Fruchtsäften getrunken werden kann. In der kalten Jahreszeit und wenn Sie tendenziell leicht frösteln, können Sie etwas Ceylon-Zimt, eine Prise Nelkenpulver oder gemahlenen Kardamom mit in den Tee geben.

Wenn der Tee einige Zeit steht, zeigt sich oft ein ölig glänzender Film auf der Oberfläche, der sich gerne an die Innenwände von Tasse oder Teekanne heftet. Die Polyphenole bilden mit dem Kalzium im Teewasser einen Komplex, der als harmloser Teefilm sichtbar wird. Da der Tee nicht anregt, kann er gut in den Abendstunden getrunken werden. Wer's mag, kann ihn auch mit etwas Honig oder Zitronensaft verfeinern.

Antivirale Wirkung

In der Erfahrungsheilkunde nutzt man Zistrosen-Zubereitungen schon lange bei Infekten der Atemwege, bei Schleimhautreizungen im Mund- und Rachenraum (Halsschmerzen, Mandelentzündung) und auch zur Vorbeugung von Erkrankungen verschiedener neuerer viraler Erreger.

Seit einigen Jahren konzentriert sich die Forschung auf die antivirale Wirkung der Zistrose. Sie gilt als wirksames Grippemittel. Meist wird sie in Form von Tee oder auch als Lutschtablette angeboten. Durch die gerbende und damit zusammenziehende Wirkung der Zistrose verringert sich die Angriffsfläche für Viren und Bakterien an den Schleimhäuten. Zusätzlich inaktivieren bestimmte Polyphenole gezielt Proteine, mit denen sich Viren an die menschlichen Zellen anheften und in sie eindringen. Das verringert die Ansteckungsgefahr in Grippezeiten erheblich, da die Interaktion zwischen Zelle und Virus behindert wird. Vor allem gegen humane Influenza-Viren (Auslöser der Echten Grippe) incl. dem Subtyp Vogelgrippe, aber auch gegen Rhino-Viren (Auslöser von Schnupfen) scheint die Zistrose besonders wirksam zu sein.

Nach Angaben von Dr. Pandalis wurde der Extrakt aus der Zistrose zudem bereits 2014 erfolgreich gegen die Viren aus der Coronafamilie getestet. Den größten Nutzen ziehen Sie, wenn Sie Zistrosen-Tee oder Zistrosen-Präparate vorbeugend oder schon bei den ersten Anzeichen einer Erkältung oder eines grippalen Infekts einnehmen. Haben die Viren schon in großer Zahl ihr Zerstörungsprogramm gestartet, ist die positive Wirkung naturgemäß geringer, denn im Inneren der Zelle sind sie gut geschützt.

In Zeiten ständig mutierender Viren könnten Zistrosen-Zubereitungen einen bedeutenden Stellenwert bekommen. Eine Resistenzbildung wurde bisher weder beobachtet noch ist sie zu erwarten, da ihr Wirkmechanismus weitgehend biophysikalischer Natur ist.

Hinweise

Nebenwirkungen und Gegenanzeigen sind bislang nicht bekannt. Als gerbstoffreiche Pflanze sollte die Zistrose jedoch nicht dauerhaft und in großen Mengen angewendet werden. Denn Gerbstoffe behindern etwas die Aufnahme von Nährstoffen oder Medikamenten, weshalb diese um eine Stunde zeitversetzt eingenommen werden sollten.

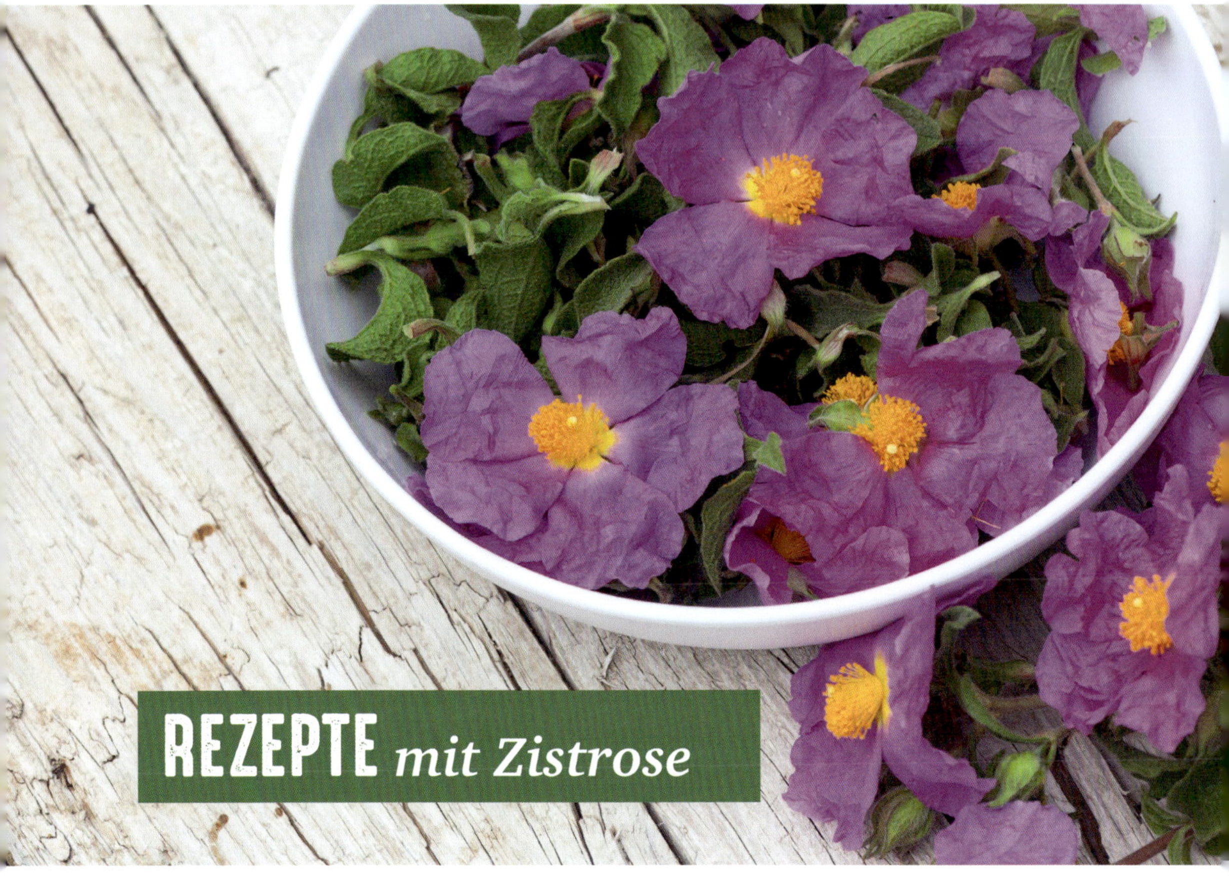

REZEPTE *mit Zistrose*

Zistrosen-Tee

Bei Infekten der oberen Atemwege, Mund- und Rachenentzündungen

1 EL Zistrosenkraut mit 250 ml schwach köchelndem Wasser übergießen und zwischen 2–5 Minuten ziehen lassen, ehe Sie ihn abseihen.

- Bei akuten Infekten: bis zu 4 Tassen *Cistus*-Tee täglich in kleinen Schlucken trinken.
- Als prophylaktische Kur in der Winter-, also der Grippezeit: 1–2 Tassen über einen Zeitraum von etwa 1 Monat trinken.
- Der Tee kann auch zum Gurgeln im Rachenraum verwendet werden. Dazu den Tee auf Körpertemperatur abkühlen lassen, mehrere kleine Schlucke in die Mundhöhle geben und mit leicht nach hinten gebeugtem Kopf etwa 2 Minuten gurgeln. Danach die Flüssigkeit wieder ausspucken.

Zistrosen-Bonbons, selbstgemacht

Zur Prophylaxe

Zunächst 250 ml Tee wie oben beschrieben herstellen, diesen 5 Minuten ziehen lassen, ehe Sie ihn abseihen. Nun 125 g Haushaltszucker und 125 g Honig in den Tee geben und die Mischung

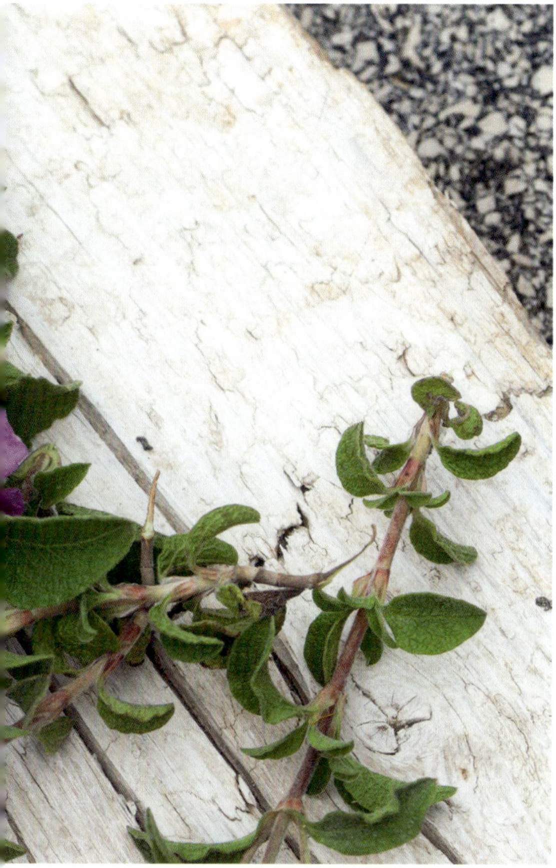

unter ständigem Rühren etwa 30 Minuten köcheln lassen, bis eine zäh-klebrige Masse entsteht. Diese auf einem Backblech ausstreichen. Zunächst die Masse mit Hilfe eines Teigschabers (die Masse ist anfangs sehr heiß) mehrfach wenden. Erst wenn sie deutlich abgekühlt ist, mit den Händen durchkneten und Bonbons im Durchmesser von 1–1,5 cm formen. Diese in einer Porzellan- oder Blechdose aufbewahren. In Erkältungszeiten oder wenn Sie sich in großen Menschenmengen bewegen, davon mehrmals täglich 1 Bonbon lutschen.

In der Erfahrungsheilkunde nutzt man Zistrosen-Zubereitungen schon lange bei Infekten der Atemwege.

Zistrosen-Tinktur

Zum Gurgeln

In einer alkoholischen Lösung (wie in einer Tinktur) werden nochmals andere Stoffe aus den Kräutern gelöst als in einer wässrigen Lösung (wie einem Tee). Die Tinktur eignet sich zum Gurgeln im Hals- und Rachenraum. Sie kann aber auch innerlich eingenommen werden, dann jedoch nur verdünnt (3-mal täglich 5–20 Tropfen, gelöst in 100 ml lauwarmem Wasser). Für Alkohol- und Leberkranke sowie sehr kleine Kinder ist die innere Anwendung nicht geeignet. Die Variante mit Apfelessig (siehe unten) wäre hier eine Alternative.

So wird's gemacht: 1 Handvoll getrocknete und grob zerkleinerte Zistrosenblätter und -blüten in ein sauberes Marmeladenglas füllen. Zum Lösen der Inhaltsstoffe brauchen Sie hochprozentigen Alkohol (Weingeist, hochprozentiger Wodka). Soviel Alkohol darüber gießen, bis das Kraut vollständig bedeckt ist. Nach dem Verschließen den Ansatz mindestens 2 Wochen, besser 3 Wochen an einen dunklen Ort stellen und das Glas täglich wenden. Danach die Feststoffe durch ein Teesieb abseihen, die nun fertige Tinktur auffangen und in Braunglasflaschen abfüllen. Beschriften und mit Datum versehen. Die Tinktur ist 1 Jahr haltbar. Die Gurgellösung nicht pur verwenden, sondern zur Hälfte mit lauwarmem Wasser auffüllen und 2–3 Minuten damit gurgeln.

Einige verwenden statt des Alkohols auch Apfelessig, dann ist die Haltbarkeit jedoch nur auf wenige Monate begrenzt. Bei der Anwendung die Apfelessig-Tinktur soweit verdünnen, dass kein Würgereiz entsteht.

Fertigpräparate: Dr. Pandalis Cystus 052 Bio Halspastillen, Dr. Pandalis Cystus 052 Sud, CISTUS 500 Kapseln (Vita World), Zistrose-Tropfen (Heidelberger Chlorella), Cistus-Kraut (Kräuterhaus Sanct Bernhard), Cistus incanus Tee (Aurica).

ZWIEBEL *Allium cepa*

Speisezwiebeln gehören wie Lauch, Bärlauch oder Knoblauch zur Unterfamilie der Lauchgewächse. Von der alten Gemüsepflanze gibt es weiße, gelbe oder rote Formen. Die wildwachsenden Vorfahren stammen vermutlich aus Zentralasien und wurden dort schon von den altsteinzeitlichen Einwohnern genutzt. Unter dem Begriff „cepa" ist die Zwiebel schon in den ganz alten Kräuterbüchern als Nahrung wie auch als Heilpflanze gelistet. Sie ist ein preiswertes und wirksames Heilmittel, das die Verdauung ankurbelt, den Schleim löst und Keime in Schach hält.

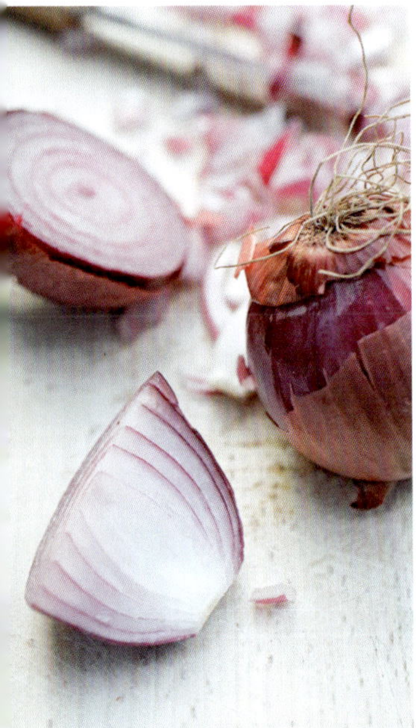

Zwiebel

Im Garten und auf dem Feld

Die knollige Zwiebel ist ein Speicherorgan, also eine Art Vorratskammer der Pflanze. Sie wird aus der gestauchten Sprossachse und den fleischig gewordenen Blättern der Pflanze gebildet und sichert ihr das Überleben, um in kurzer Zeit zu grünen, zu blühen oder bei Wassermangel überdauern. Der hohe Zuckeranteil im Inneren dient als Nährstoffvorrat.

Am besten gedeiht die Zwiebel im Gemüsegarten auf mittelschweren Böden mit etwas Lehmanteil und an sonnigen Standorten. Besonders an St. Benedikt (21. März) gepflanzte Zwiebeln sollen schön groß und kräftig werden und wenn man dem Volksglauben folgt, dann soll man sie im Zorn setzen, damit sie auch richtig scharf werden.

Verwendete Teile, Ernte

Für Heilzwecke werden frische ganze oder geschnittene Zwiebeln verwendet, eher selten auch getrocknetes Zwiebelpulver. Der Erntezeitpunkt richtet sich nach der Sorte, danach, ob die Zwiebeln ausgesät oder gesteckt sowie zudem danach, ob Sommer- oder Herbstzwiebeln angebaut wurden. Mindestens ⅓ des Laubs sollte zum Erntezeitpunkt vergilbt sein, denn eine zu frühe Ernte führt zu einer schlechten Lagerfähigkeit; bei zu später Ernte dagegen fallen die Schalen ab und die Zwiebeln treiben schnell aus.

Inhaltsstoffe

Alliin und andere schwefelhaltige Verbindungen lassen ätherische Lauchöle entstehen. Flavonoide wie Quercetin, Phenole, Kohlenhydrate (Fruktane, eine Gruppe von Mehrfachzuckern), Saponine, Sterole, Mineralien und Vitamin C sind weitere wertgebende Stoffe. Nicht zu vergessen das zu Tränen reizende Propanthialoxid.

Propanthialoxid
ist die Biowaffe der Zwiebel. Es ist gasförmig, reizt die Schleimhäute der Nase und die Augen zu Tränen und reinigt so die potenziellen Eintrittspforten von Viren und Bakterien. Die Zwiebel nutzt diesen Stoff, um sich Fressfeinde vom Leib zu halten.

Aus der Praxis

Der Verbrauch an Zwiebeln ist nach wie vor hoch. Durchschnittlich konsumieren wir 7 Kilo pro Jahr. Die Zwiebel ist ein kulinarisches Multitalent und kommt roh, gedünstet, gebraten, geschmort, gefüllt, püriert, karamellisiert oder frittiert auf den Tisch.

Antivirale Wirkung

Zwiebeln werden seit alten Zeiten nicht nur in der Küche, sondern auch als Hausmittel bei zahlreichen Beschwerden gebraucht. Generell regt der Zwiebelgenuss die Sekretion von Körperflüssigkeiten an. Schleimansammlungen werden so verdünnt und der Körper kann sie besser ausscheiden. Zubereitungen aus der Speisezwiebel sind vor allem dann von Vorteil, wenn Kälte die Beschwerden verursacht hat, denn die Zwiebel hat eine leicht durchwärmende Wirkung. Durch Zwiebel-Anwendungen bessern sich Husten, Bronchitis, Keuchhusten und Asthma. Sie steigern das Wohlbefinden, indem sie den Appetit und die Verdauung anregen. Gleichzeitig fördern sie die Harnbildung und spülen Nieren und Harnblase, sodass Harnwegsinfekte schneller abheilen. Wie immer in der Pflanzenheilkunde ist es das Zusammenspiel mehrerer Wirkstoffe, welches gesundheitliche Vorteile bringt, wenngleich der hohe Schwefelgehalt hier eine bedeutende Rolle spielt. Er ist auch für den typischen Zwiebelgeruch verantwortlich. Durch Umwandlungsprozesse entstehen so die ätherischen Lauchöle. Eine antimikrobielle Wirkung gilt als gesichert. Durch langes Erhitzen und Kochen wird dieser Effekt jedoch wieder abgeschwächt.

Zwiebeln sind im Vergleich zu Bärlauch oder Knoblauch nicht so stark in der Wirkung. Deshalb sind die Anwendungen auch für sensible Naturen oder Kinder geeignet. Für innere Anwendungen nutzt man Zubereitungen in Form von Saft oder Sirup, für äußere Anwendungen wird die Zwiebel als Wickel, Auflage oder Säckchen gebraucht. Bei Hals- und Ohrenschmerzen können Sie Zwiebelstückchen in ein vorgewärmtes Tuch packen und mehrere Stunden auf die erkrankte Körperstelle auflegen. Mittelohrentzündungen werden zwar in der Regel von Bakterien verursacht, aber zu Beginn des Infekts sind fast immer auch Viren beteiligt – häufig sind es RS-Viren (RSV-Viren), Rhino-Viren oder Influenza-Viren. Die Dämpfe des Zwiebelsäckchens sind ein bewährtes Mittel bei Entzündungen der Ohren. Wichtig dabei ist, dass das Zwiebelpäckchen nicht nur den Bereich über der Ohrmuschel bedeckt, sondern bereits an der Schläfe ansetzt und um die Ohrmuschel herum aufgelegt wird. So können die Schleimhäute abschwellen und die Schmerzen und der Druck im Ohr lassen allmählich nach.

Ein Zwiebelsirup oder Zwiebelsaft ist einfach hergestellt. Mit Honig vermischt, entsteht von selbst ein natürlicher Hustensaft, den Sie bei Husten, Bronchitis oder Schnupfen verwenden können. Das wissen die Mütter seit vielen Generationen. Jetzt interessieren sich auch einige Forscher für die Heilkraft der Zwiebel. Sie beobachteten, dass die Fruktane – also der pflanzliche Kohlenhydratspeicher – eine hemmende Wirkung auf die Virusvermehrung von Influenza-Viren zeigten und sie zusätzlich die Produktion neutralisierender Antikörper gegen das Influenza-A-Virus verstärkten. Vermutlich gibt es sogar noch mehr heilwirksame Stoffe zu entdecken.

Hinweise

Der Verzehr großer Zwiebelmengen kann insbesondere bei Menschen mit Erkrankungen im Magen-Darm-Trakt sowie bei Kindern und Senioren zu Magenreizung, Sodbrennen und Blähungen führen. Eine Anwendung in größerer Menge und über mehrere Monate hinweg kann zudem die Nieren reizen und schädigen. Neben Knoblauch und Bärlauch haben auch Zwiebeln blutverdünnende Eigenschaften, jedoch nicht ganz so stark wie die pflanzlichen Verwandten.

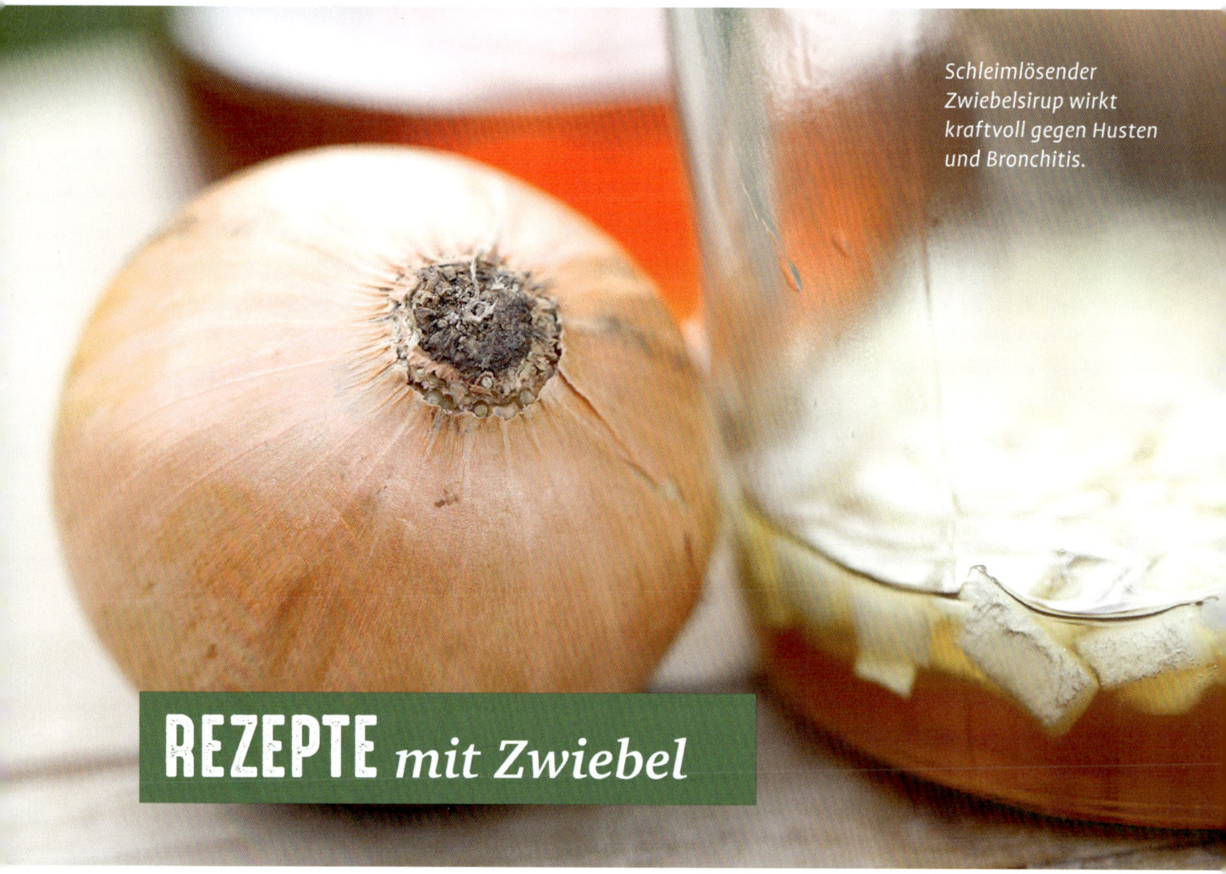

Schleimlösender Zwiebelsirup wirkt kraftvoll gegen Husten und Bronchitis.

Schleimlösender Zwiebelsirup

Bei Husten und Bronchitis – für Erwachsene und Kinder

1–2 Zwiebeln schälen und fein würfeln, in ein sauberes Schraubglas füllen und 2–4 EL dünnflüssigen Honig hinzufügen. Entweder die Zutaten mit einem Stäbchen verrühren oder das verschlossene Glas durchschütteln. Mindestens 2 Stunden ruhen und ziehen lassen, dann ist der Zwiebelsirup fertig. Erwachsene nehmen bis zu 3-mal täglich 2 TL davon ein, Kinder bekommen 3–6-mal täglich ½ TL von der Flüssigkeit.

Zwiebel-Tinktur

Für Erwachsene mit leichten Infekten, ausgelöst durch Viren oder Bakterien

Am besten biologisch angebaute und scharf schmeckende Zwiebeln schälen, kleinhacken, in ein ausgekochtes Schraubglas geben und mit hochprozentigem Alkohol (40 %) übergießen, bis alle Teile bedeckt sind. Das Ganze mindestens 1, besser 2 Wochen ausziehen lassen. Danach die Zwiebelanteile abseihen und die Flüssigkeit in Braunglasflaschen füllen. Von der so gewonnenen Tinktur täglich 25 Tropfen zwischen den Mahlzeiten einnehmen.

Zwiebelkompresse

Bei Ohrentzündungen; für Kinder und Erwachsene

½ mittelgroße Zwiebel fein würfeln, kurz in einem Sieb über Wasserdampf erhitzen, in ein angewärmtes Baumwolltuch wickeln, kräftig andrücken, bis etwas Saft austritt und bis zu 2 Stunden auf bzw. um das Ohr legen. Wichtig ist, dass das Gebiet hinter dem Ohr, die Reflexzone zum Nasen-Rachen-Raum, auch von der Zwiebelkompresse bedeckt wird. Das Säckchen mit einer Binde oder einem Stirnband befestigen.

Zwiebelauflage auf die Brust

Bei Husten und Bronchitis

2 geschälte mittelgroße Zwiebel kleinreiben. In einer Pfanne 2 EL Schweinefett anwärmen, die Zwiebelmasse hinzugeben und gut verrühren. Die Masse möglichst warm, aber nicht heiß, auf die Brust legen, mit einem Baumwolltuch abdecken und auf den Oberkörper nochmals eine Wolldecke legen. So lange liegenlassen, bis die Masse abgekühlt ist.

Zwiebelsack

Damit sich bei kleinen Kindern der Schleim löst

Der feuchte Zwiebelsack sorgt für eine höhere Luftfeuchtigkeit im Raum und hilft wegen seiner Lauch- und Senföle, den festsitzenden Husten oder Schnupfen zu verflüssigen.

1 mittelgroße Zwiebel schälen, in kleine Stücke schneiden und in ein gut angefeuchtetes Geschirrtuch einwickeln. Das Ende des Tuches mit einem Band umwickeln und den so entstandenen Beutel im Kinderzimmer aufhängen. Er sollte nicht zu nah beim Kind befestigt werden und darf ruhig über Nacht hängen bleiben. Am nächsten Morgen das Zimmer gut lüften, da der Zwiebelgeruch meistens als unangenehm empfunden wird.

Zwiebelsocken

Für kleine Schnupfennasen

Sie eignen sich vor allem für Kinder und Kleinkinder ab dem 6. Lebensmonat und werden schon bei beginnender Erkältung, bei Schnupfen oder einer Nasennebenhöhlen-Entzündung gebraucht. Durch die mit Zwiebeln gefüllten Socken kommt es zu einer vermehrten Durchblutung in den Fußsohlen und reflektorisch in den Schleimhäuten der Atemwege, wodurch das Sekret besser abfließen kann.

1 Zwiebel in etwa ½–1 cm dicke Scheiben schneiden, in ein Sieb geben und kurz über Wasserdampf erwärmen. Die Zwiebelscheiben auf die Fußsohlen legen, mit Küchenpapier abdecken und mit dünnen Baumwollsocken fixieren. Dann kommen dicke Wollsocken darüber. Wenn das Kind diese Verpackung toleriert, können die Socken bis zu 4 Stunden getragen werden.

Fertigpräparat: Zwiebelsaft Naturrein Schoenenberger.

Für alle Zwiebel-Zubereitungen gilt:
Die Tagesdosis für Erwachsene beträgt 50 g frische bzw. 20 g getrocknete Zwiebel.

SERVICE

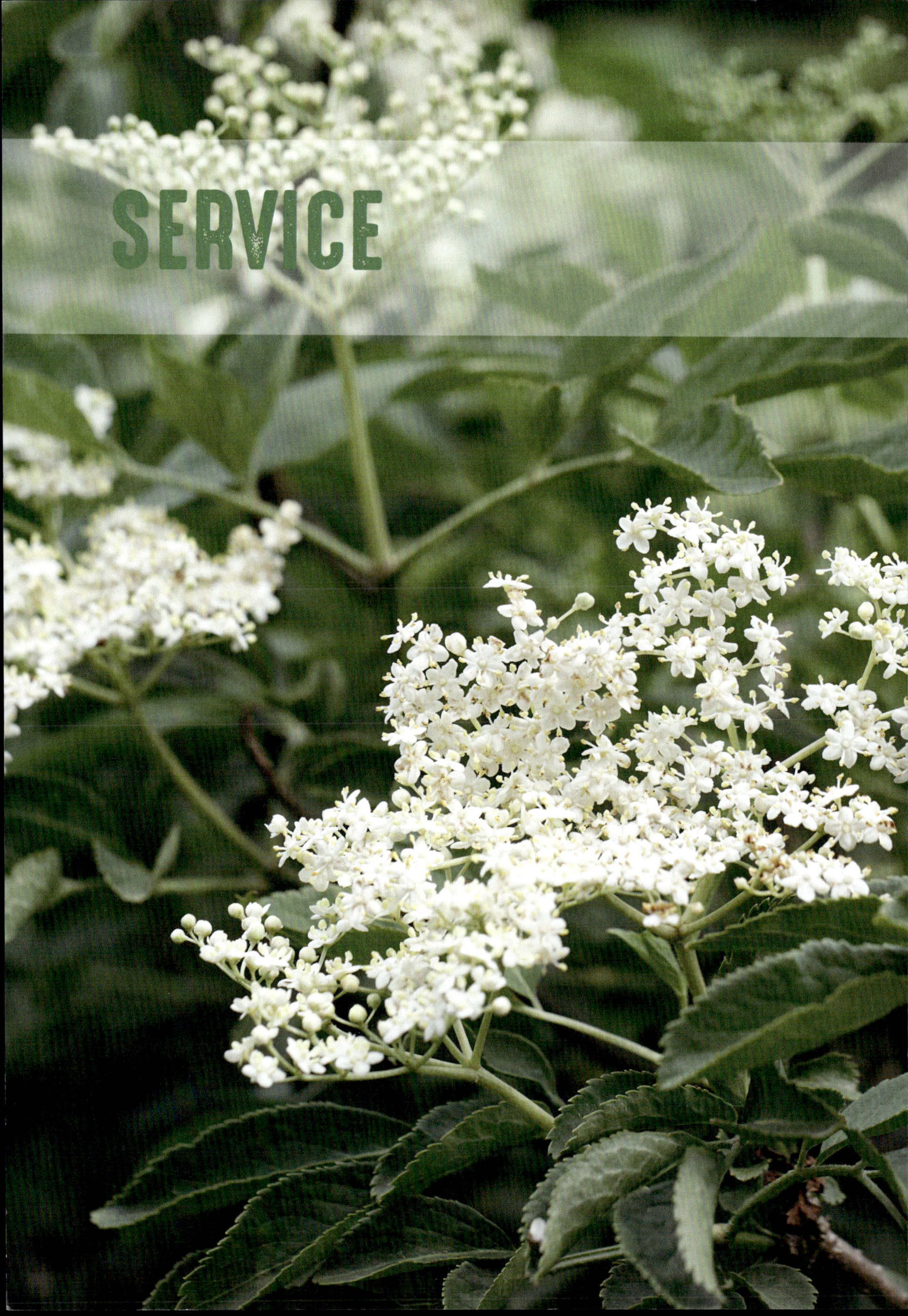

Literatur

Altındis, A. et al: Comparison of Antiviral Effect of Olive Leaf Extract and Propolis With Acyclovir on Herpes Simplex Virus Type 1, Mikrobiyol Bul, 2020

Batiha G. et al.: Chemical Constituents and Pharmacological Activities of Garlic (*Allium sativum* L.): A Review, Nutrients, 2020

Buhner S.H.: Pflanzliche Virenkiller, Herba Press, 2018

Bühring U.: Praxis-Lehrbuch der modernen Heilpflanzenkunde, Karl F. Haug Verlag, Stuttgart, 2011

Bühring U., Ell-Beiser H., Girsch M.: Heilpflanzen in der Kinderheilkunde, Karl F. Haug Verlag, Stuttgart, 2013

Chang J.S. et al.: Fresh Ginger (*Zingiber Offcinale*) Has Anti-Viral Activity Against Human Respiratory Syncytial Virus in Human Respiratory Tract Cell Lines, J Ethnopharmacol, 2013

Cinatl J. et al.: Glycyrrhizin, an Active Component of Liquorice Roots, and Replication of SARS-associated Coronavirus, Lancet, 2003

Fintelmann, V. et al.: Efficacy and Safety of a Combination Herbal Medicinal Product containing Tropaeoli majoris herba and Armoraciae rusticanae radix for the prophylactic treatment of patients with respiratory tract diseases: A randomised, prospective, double-blind, placebocontrolled phase III trial. Curr Med Res Opin 28(11):1799-807 (2012)

Ghasemzadeh A. et al.: Formation of 6-, 8- and 10-Shogaol in Ginger through Application of Different Drying Methods: Altered Antioxidant and Antimicrobial Activity, Molecules, 2018

Goos, K.-H. et al.: Wirksamkeit und Verträglichkeit eines pflanzlichen Arzneimittels mit Kapuzinerkressenkraut und Meerrettich bei akuter Sinusitis, akuter Bronchitis und akuter Blasenentzündung im Vergleich zu anderen Therapien unter den Bedingungen der täglichen Praxis, Drug Res, 2006

Fleischhauer S. G., Guthmann J., Spiegelberger R.: Enzyklopädie Essbare Wildpflanzen, AT Verlag, Aarau und München, 2013

Li J. et al.: Lariciresinol-4-O-β-D-glucopyranoside From the Root of Isatis Indigotica Inhibits Influenza A Virus-Induced Pro-Inflammatory Response, J Ethnopharmacol, 2015

Li Y. et al.: In Vitro Antiviral, Anti-Inflammatory, and Antioxidant Activities of the Ethanol Extract of Mentha piperita L., Food Sci Biotechnol,2017

Lissimann E. et al.: Garlic for the Common Cold, Cochrane Database Syst Rev, 2014

Phuong Thuy B. T. et al.: Investigation into SARS-CoV-2 Resistance of Compounds in Garlic Essential Oil, ACS Omega, 2020

Pourghanbari G. et al.: Antiviral activity of the oseltamivir and *Melissa officinalis* L. essential oil against avian influenza A virus (H9N2), Virusdisease. 2016

Präparateliste Naturheilkunde 2019, Mediengruppe Oberfranken, Bamberg, 2019

Rajtar B. et al.: Antiviral effect of compounds derived from *Angelica archangelica* L. on Herpes simplex virus-1 and Coxsackievirus B3 infections, Food and Chemical Toxicology, 2017

Ritter Claudia: Heimische Nahrungspflanzen als Heilmittel, AT Verlag, Aarau und München, 2013

Ritter Claudia: Superfood von A bis Z gegen Krebs, Herbig, München, 2016

Roxas M. et al: Colds and Influenza: A Review of Diagnosis and Conventional, Botanical, and Nutritional Considerations, Alternative Medicine Review, 2007

Ross J.: Westliche Heilpflanzen und Chinesische Medizin – Eine klinische Materia Medica, Verlag für Ganzheitliche Medizin Dr. Erich Wühr GmbH, Bad Kötzting / Bayer. Wald, 2009

Shang A. et al.: Bioactive Compounds and Biological Functions of Garlic (*Allium sativum* L.), Foods. 2019

Teuscher E.: Gewürzdrogen, Wissenschaftliche Verlagsgesellschaft mbH Stuttgart, 2003

Traversier R.: Westliche Pflanzen und ihre Wirkung in der TCM, Karl F. Haug Verlag, Stuttgart, 2014

Schwapowal A.: Efficacy and safety of Echinaforce® in respiratory tract infections, Wien Med Wochenschr., 2013

Speranza J. et al.: *Isatis tinctoria* L. (Woad): A Review of Its Botany, Ethnobotanical Uses, Phytochemistry, Biological Activities, and Biotechnological Studies, Plants (Basel) 2020

Wang T. et al.: Antiviral Activity of a Polysaccharide From Radix Isatidis (*Isatis Indigotica Fortune*) Against Hepatitis B Virus (HBV) in Vitro via Activation of JAK/STAT Signal Pathwa, J Ethnopharmacol, 2020

Wang X. et al.: Effects of Isatis Root Polysaccharide in Mice Infected With H3N2 Swine Influenza Virus, Res Vet Sci, 2018

Wichtl M.: Teedrogen und Phytopharmaka, Wissenschaftliche Verlagsgesellschaft mbH Stuttgart, 2009

Wolkerstorfer A. et al.: Glycyrrhizin inhibits influenza A virus uptake into the cell, Antiviral Res, 2009

Register

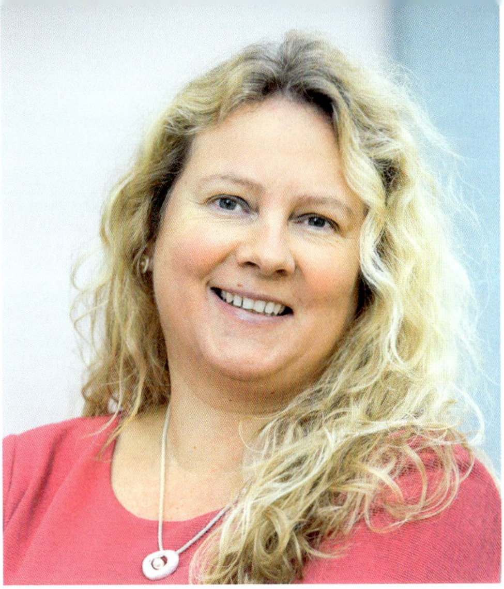

Über die Autorin

Claudia Ritter, geboren 1968, in der nördlichen Oberpfalz aufgewachsen, ist Heilpraktikerin, Dozentin für naturheilkundliche Themen, Mitglied der Kommission E und Autorin mehrerer naturheilkundlicher Bücher mit dem Schwerpunkt Pflanzenheilkunde. Schwerpunkte der Praxis sind neben hormonell bedingten Beschwerden auch Erkrankungen des Immunsystems.

Ein intuitives Wissen um die Naturgesetze wurde ihr in die Wiege gelegt und nach der Geburt des ersten Kindes wieder geweckt. Die Pflanzenwelt ist eines ihrer persönlichen Steckenpferde. In ihren Büchern verbindet sie traditionelles Heilwissen und neue wissenschaftliche Erkenntnisse aus der Pflanzenwelt.

Hinweise zu Vorträgen, Diagnose- und Therapieoptionen finden Sie unter www.heilpraktikerin-ritter-claudia.de

Dank

Zuletzt möchte ich mich für die vertrauensvolle Zusammenarbeit bei den Mitarbeitern des Ulmer Verlags und allen voran bei Antje Munk bedanken, die mich mit Geduld und organisatorischem Geschick durch dieses Projekt begleiteten. Das Lektorat war bei Regina Franke in guten Händen. Mit stilistischem Gefühl und Sorgfalt bearbeitete sie das Manuskript. Ihre kritischen Rückfragen und Anmerkungen waren für mich eine große Hilfe auf dem Weg von den ersten Entwürfen bis zur Fertigstellung des Buches.

Impressum

Alle Fotos und das Titelfoto stammen von
Heike Schmidt-Röger, mit Ausnahme der folgenden:
Frank Hecker: S. 36, 107, 116, 118
mauritius-images: S. 10, 41, 43, 103
Shutterstock_Tatyana Mi: S. 6/7
inacio pires/Shutterstock.com: S. 79
Indigo Photo Club/Shutterstock.com: S. 81
Anja Winkler, Weiden: S. 127

Anmerkung zur Schreibweise (Gendering) der weiblichen, männlichen und unbestimmten Form:
Ausschließlich aufgrund der deutlich besseren Lesbarkeit wird in diesem Werk auf die jeweilige Mehrfachnennung oder Anpassung der Schreibweise bestimmter Bezeichnungen verzichtet. So stehen die Namen der Vertreter verschiedener Fachbereiche (wie Arzt etc.) selbstverständlich für alle, die diese Tätigkeit ausüben oder vertreten.

Das medizinische Wissen ist einem ständigen Wandel unterworfen. Die in diesem Buch gezeigten Empfehlungen, Möglichkeiten und Hinweise basieren sowohl auf altem traditionellem Heilwissen der Volksheilkunde als auch auf neuen Ergebnissen aus der Forschung. Jedem Leser wird geraten, alle verfügbaren Informationen zur Gesetzeslage und zu Behandlungsstandards zu recherchieren. Dieses Buch ersetzt keine medizinische Diagnose und Behandlung. Für Angaben zu Anwendung, Dosierung und Applikationsform kann weder von der Autorin noch vom Verlag eine Gewähr übernommen werden. Empfohlene Medikamente, Nahrungsergänzungsmittel, Medizinprodukte sowie Nahrungsmittel und Arzneipflanzen dürfen bei bekannter Überempfindlichkeit und Unverträglichkeit gegenüber den angegebenen Wirkstoffen oder einem der sonstigen Bestandteile nicht eingenommen werden. Von den in diesem Buch empfohlenen Produkten und Präparaten profitieren weder die Autorin noch der Verlag durch Nennung oder Verkauf. Sofern eingetragene Warenzeichen, Gebrauchsnamen oder Handelsnamen verwendet werden, gelten die entsprechenden Schutzbestimmungen (auch wenn diese nicht als solche gekennzeichnet sind).

Die Gedanken, Methoden und Anregungen in diesem Buch stellen die Meinung beziehungsweise die Erfahrung der Verfasserin dar. Sie wurden von der Autorin nach bestem Wissen erstellt und mit größtmöglicher Sorgfalt geprüft. Fehler sind jedoch nie vollständig auszuschließen. Eine Garantie für die Richtigkeit der Angaben kann daher nicht gegeben werden. Autor wie Verlag können aus keinem Rechtsgrund für eventuelle Nachteile, Unfälle oder Schäden, die etwa aus in diesem Buch gegebenen praktischen Hinweisen resultieren, eine Haftung übernehmen.

Bibliografische Information der Deutschen Nationalbibliothek
Die Deutsche Nationalbibliothek verzeichnet diese Publikation in der Deutschen Nationalbibliografie; detaillierte bibliografische Daten sind im Internet über http://dnb.d-nb.de abrufbar.

Wollgrasweg 41, 70599 Stuttgart (Hohenheim)
E-Mail: info@ulmer.de
Internet: www.ulmer.de
Lektorat: Regina Franke, Antje Munk
Herstellung: Katharina Merz
Umschlaggestaltung: Antje Warnecke, nordendesign.de
Satz: Gerhard Junker, red.sign, Stuttgart
Reproduktion: timeRay Visualisierungen, Jettingen
Druck und Bindung: Pustet, Regensburg
Printed in Germany

ISBN 978-3-8186-1320-4

MIX
Papier aus verantwortungsvollen Quellen
FSC® C014889
www.fsc.org